Ana Maria Lajusticia Bergasa

Osteoporose besiegen

Starke Knochen ein Leben lang

Übersetzt aus dem Spanischen
von Susanne Müller-Posch

ENNSTHALER VERLAG STEYR

Erklärung

Die in diesem Buch angeführten Vorstellungen, Vorschläge und Therapiemethoden sind nicht als Ersatz für eine professionelle medizinische oder therapeutische Behandlung gedacht. Jede Anwendung der in diesem Buch angeführten Ratschläge geschieht nach alleinigem Gutdünken des Lesers. Autoren, Verlag, Berater, Vertreiber, Händler und alle anderen Personen, die mit diesem Buch in Zusammenhang stehen, können weder Haftung noch Verantwortung für eventuelle Folgen übernehmen, die direkt oder indirekt aus den in diesem Buch gegebenen Informationen resultieren oder resultieren sollten.

Titel der spanischen Originalausgabe:
Vencer la osteoporosis. El colágeno, clave de la descalcificación y la artrosis

Übersetzt aus dem Spanischen von Susanne Müller-Posch (www.word-art.at)

www.ennsthaler.at

2. Auflage 2017
ISBN 978-3-85068-961-8
Ana Maria Lajusticia Bergasa · Osteoporose besiegen

Ennsthaler Gesellschaft m.b.H. & Co KG, 4400 Steyr, Österreich
Satz und Umschlaggestaltung: Traxl Thomas & Ennsthaler Verlag, Steyr
Titelfoto: © Sebastian Kaulitzki / Fotolia.com
Druck und Bindung: Těšínská Tiskárna, Český Těšín

FSC www.fsc.org MIX Papier aus verantwortungsvollen Quellen FSC® C005833

Inhalt

Einleitung

Die Osteoporose zählt zu den meistverbreiteten Gesundheitsproblemen unserer Gesellschaft und ist Ursache zahlreicher Knochenbrüche. Wie es zu diesen Brüchen kommt, wird meist nur unzureichend oder irreführend erklärt. Die Menschen, die zu mir kommen, erzählen mir häufig, ihr Arzt habe ihnen gesagt, dass sie an Kalziummangel leiden und deshalb mit vermehrten Knochenbrüchen rechnen müssen. **In Wahrheit werden die Knochen brüchig, weil sie zu hart sind – und sie verhärten, weil ihr Gewebe durch Kalziumüberschuss verkalkt.**

Tatsächlich ist die Häufigkeit bestimmter Knochenbrüche darauf zurückzuführen, dass viele Betroffene nicht ausreichend Kollagen zu sich nehmen. Kollagen ist der organische Anteil des Knochengewebes und das im menschlichen Körper am häufigsten vorkommende Eiweiß (Protein). Seine Flexibilität macht den Knochen nachgiebig, wenn Druck darauf ausgeübt wird, und sorgt dafür, dass er seine ursprüngliche Form wieder einnimmt, wenn der Druck nachlässt. Dies verhindert, dass der Knochen bricht.

Wenn Betroffene über Schmerzen klagen, ist dies meist auf mangelnde Kollagenreserven zurückzuführen. Dieses Protein »repariert« Knorpel und Sehnen. Wird das Kollagengewebe in den Knorpeln nicht nachgebildet, führt dies zur Abnützung, also zur Arthrose. Mit dem Knorpel schwindet die Schutzschicht, die die Reibung zwischen den Knochen verhindert, und es entstehen Druckstellen, die Leiden verursachen.

Mangelnde Kollagenversorgung reduziert aber auch das Sehnengewebe. Geschwächte Sehnen können zu Knöchelverstauchungen, verstärkter Skoliose (Fehlstellung der Wirbelsäule), Knie-Deformationen und Sehnenbeschwerden bis hin zu häufigen Sehnenrissen führen.

Kollagen ist die Trägersubstanz von Kalziumphosphat im Knochen. Wenn Kollagen nicht in dem Maß zugeführt wird, wie es im Körper gebraucht wird, können sich Kalziumsalze nicht einlagern. Mit der organischen Substanz geht dem Knochen also auch Kalzium verloren. **Dabei gilt es zu bedenken: Es ist das Kollagen, das den Knochen formbar und flexibel macht. Das fehlende Gerüst ist der Grund dafür, dass der Knochen trocken, hart und brüchig wird.**

Der Knochenaufbau ist erst mit Anfang, Mitte 20 beendet. Es ist kein Zufall, dass Brüche bei Jugendlichen und vor allem Kindern seltener sind. Tatsächlich sind ihre Knochen weicher und biegsamer – ihre Kollagenstruktur ist noch nicht vollständig mit Kalzium angereichert, also nicht kalkhart. Ihre Knochen sind flexibler und geben bei Druck oder Belastung nach, anstatt zu brechen.

Genau das Gegenteil geschieht bei Menschen, deren Knochen zwar Kalzium, aber zu wenig Trägersubstanz enthalten – die Knochen werden porös.

Werfen wir einen Blick in die Küche: Wenn Sie Schweinefuß oder Kalbshaxe kochen, entsteht Gelatine. Sie ist nichts anderes als Kollagen – das Protein, das den Knochen geformt und Kalziumsalze gebunden hat. Hier wird sichtbar, was wir oben besprochen haben: Das Skelett baut sich nicht einfach aus Kalziumphosphat auf – diese Salze sorgen nur für Stärke und Härte –, sondern das Kollagen bildet die Grundsubstanz, das organische Gerüst, das diese Salze bindet und einlagert. Erst dadurch wird der Knochen fest und das Skelett wird zur Stütze unseres Körpers.

Dieser Kalziumabbau im Organismus durch fehlende organische Substanz, also den »lebendigen Teil« des Knochens, betrifft immer mehr und immer jüngere Menschen beiderlei Geschlechts. Zwar heißt es oft, dass Frauen ab der Menopause (Wechseljahre) besonders gefährdet sind. Das entbehrt nicht einer gewissen Logik, denn Frauen erleben etwa durch Schwangerschaften und Stillzeit einen vermehrten »Kalziumverschleiß«. Zudem sind sie dem heutigen Schlankheitswahn am stärksten ausgesetzt. Diäten ziehen häufig Mangelerscheinungen nach sich, die nicht nur das Skelett schwächen, die Knorpel abnützen und zu Osteoporose und

Sehnenschwäche führen können, sondern auch körperliche und geistige Erschöpfung zur Folge haben.

Die Empfehlung, bei Kalziumabbau oder -mangel im Knochen vermehrt Kalzium zuzuführen, ist aber schlichtweg falsch.

Ein Erwachsener, der Milch, Joghurt, Käse, Mandeln oder auch Soja bzw. Milch aus Soja oder Hülsenfrüchten konsumiert, entwickelt normalerweise keinen Kalziummangel. Das bestätigt sich auch in Untersuchungen. **Wenn hingegen Kalzium als Nahrungsergänzung zugeführt wird, ohne dass Bedarf besteht, verkalken Gefäße, Nieren und Lunge.** Schon mit einfachen bildgebenden Verfahren ist erkennbar, wie sich Kalzium in Aorta und Organen ablagert, während den Knochen Kalziumsalze fehlen. Während die Knochen kein Kalzium einlagern, verhärten Arterien und Lungen, und in den Nieren lagern sich Harnsäure, Phosphate und Oxalate als Kristalle ab, die Nierensteine bilden können.

Dieses Buch soll zeigen, welche Faktoren für die Kalziumversorgung des Knochens es gibt, wie verschiedene Hormone und Vitamine sie beeinflussen und welche Nährstoffe für die Knochenbildung unerlässlich sind, wobei besonders die Einlagerung von Kalziumsalzen berücksichtigt wird.

Der Knochen

Nach Stryers *Biochemie* bestehen Knochen aus »einer organischen Phase, die sich fast ausschließlich aus Kollagen aufbaut, und einer anorganischen Phase, dem Kalziumphosphat in der Struktur von Hydroxylapatit, mit der Formel $Ca_{10}(PO_4)_6(OH)_2$. Kollagen wird für die Einlagerung der Kalziumsalz-Kristalle benötigt, die den Knochen formen.«

Sehen wir uns nun Kollagen, das Trägerprotein des Kalziumphosphats, näher an.

Bis vor Kurzem war nur bekannt, dass die organische, also belebte oder nicht-mineralische Knochensubstanz aus einem Protein gebildet wird, dem sogenannten Ostein. Bei der Untersuchung seiner chemischen Struktur fand man heraus, dass dieses Protein im Wesentlichen aus Kollagen besteht, einem der chemisch bestuntersuchten Proteine überhaupt.

Die Zusammensetzung von Kollagen ist komplex. Zunächst formen sich Peptidketten, das sogenannte Prokollagen. Jeweils drei dieser Peptidketten bilden zusammen ein bänderförmiges Tropokollagen-Molekül, die Vorstufe von Kollagen. Diese tripelhelixförmigen Moleküle haben eine Länge von ungefähr 2800 bis 3000 Ångström (1 Å entspricht 10^{-10} m oder 10^{-8} cm).

Die Prokollagen-Fäden bestehen aus etwa 1100 Aminosäuren, jedes Tropokollagen-Molekül also aus etwa 3300. Die Tropokollagen-Tripelhelices reihen sich in der Kollagenstruktur wie Zugwaggons aneinander, zwischen ihnen besteht ein Abstand von 400 Ångström. Parallel zu diesem Band lagern sich weitere Moleküle aneinander, aber um etwa ein Viertel ihrer Länge versetzt. Diese versetzte Anordnung ist der Grund für das charakteristische Bänderungsmuster, das auf elektronenmikroskopischen Aufnahmen von Kollagenfibrillen (Fibrillen = kleine, dünne Fasern) erkennbar ist.

Die Tropokollagen-Fasern verbinden sich im extrazellulären Raum spontan zu einer Bandkette mit Bänderungen im Abstand von 680 Ångström, die durch die versetzte Anordnung und die Lücken zwischen den einzelnen Abschnitten entstehen.

Tatsache ist, dass schon beim Fötus im Mutterleib die ersten Kalziumphosphat-Kristalle in Abständen von etwa 680 Ångström angeordnet sind, also dem typischen Intervall des Kollagens. Das legt den Schluss nahe, dass die Lücken zwischen den Tropokollagen-Molekülen in den Kollagen-Bändern jene Stellen sind, wo in der mineralischen Phase des Knochens die Kernbildung stattfindet.

Neben Kollagen, Phosphatgruppen und Kalzium braucht es für die Aufnahme und Einlagerung auch Calcitonin und Vitamin D.

Der Knochen ist lebendiges Gewebe und daher einem ständigen Ab- und Umbau unterworfen. Beim Knochenabbau wird Parathormon, bei Umbau und Neubildung Calcitonin und Vitamin D aktiv.

Hier haben wir also schon die Protagonisten des Knochenumbauprozesses versammelt. Im Folgenden werden wir sie einen nach dem anderen näher betrachten, um herauszufinden, wo der Fehler oder die Fehler in der heutigen Ernährung liegen, die zu einem neuen Beschwerdebild führen konnten: Denn bis vor Kurzem war Osteoporose fast unbekannt und vermeintlich auf mangelernährte Ältere und Menschen beschränkt, die durch fehlende Sonneneinstrahlung an Vitamin-D-Mangel litten, oder aber auf jene, die keine Milchprodukte oder andere kalziumreiche Nahrungsmittel zu sich nahmen und deshalb an einem Mangel litten.

Wenden wir uns also zunächst jenen Nährstoffen zu, die an der Knochenbildung beteiligt sind.

Kalzium

Mit etwa 1,25 Kilogramm, also 1250 Gramm, kommt Kalzium im Körper in größerer Menge vor als jeder andere Mineralstoff. 99 Prozent davon finden sich im Knochen, hauptsächlich in Form von Kalziumphosphat. Dieses Salz ist praktisch unlöslich – und diese Eigenschaft verleiht dem Knochen die nötige Härte und Festigkeit. Erst dadurch kann das Skelett ein Gerüst für unseren Körper und Schutz für lebenswichtige Organe sein. So schützen etwa die Schädelknochen das Gehirn, die Wirbel umgeben das Rückenmark, die Rippen umschließen Herz und Lunge.

Das übrige eine Prozent, also etwa zwölf Gramm, braucht der Körper für Nervenleitung, Blutgerinnung, Herzfunktion, Muskelkontraktion und zahlreiche hormonelle Vorgänge. Dafür ist eine relativ beständige Kalziumkonzentration im Blutkreislauf notwendig; bei Bedarf wird der Kalziumgehalt zwischen Skelett und Blut ausgeglichen. Wenn der Kalzium-Serumgehalt 9 bis 11 mg pro 100 cm^2 überschreitet, wird das Hormon Calcitonin aktiv, und Kalzium lagert sich in den Knochen ein. Ist die Kalziumkonzentration im Blut dagegen zu gering, wird Parathormon wirksam und setzt Knochenkalzium frei, damit Nervensystem, Muskeln und Herz gleichmäßig versorgt werden können. Täglich scheiden wir über den Harn etwa 250 mg Kalzium aus, über den Stuhl noch mehr.

Aus alledem errechnet sich ein täglicher Kalziumbedarf aus der Nahrung von etwa 800 bis 1000 mg. Er kann mit Milch und Milchprodukten, Eiern, Hülsenfrüchten, Mandeln, Haselnüssen, Kakao oder Schalentieren gedeckt werden. Bei herkömmlicher Ernährung entsteht normalerweise kein Mangel an diesem Mineralstoff.

Da etwa auch Soja reich an Kalzium ist, sind weltweit – auch in ärmeren Gegenden – Mangelerscheinungen selten.

Phosphor

Ungefähr 0,75 Kilogramm Phosphor finden sich im menschlichen Körper. Davon sind 70 bis 75 Prozent, also etwa 560 Gramm, in den Knochen eingelagert. Den Rest benötigt der Organismus im Wesentlichen für die sogenannten »Hochenergiemoleküle« wie ATP, das Adenosintriphosphat (= ein Nukleotid, Grundbaustein von Nukleinsäuren). Dieser Name ist nicht ganz richtig: Eigentlich handelt es sich um Energieträgermoleküle, die durch Hydrolyse Verbindungen aufspalten und damit chemische Energie bereitstellen.

Am häufigsten braucht der Organismus das oben erwähnte Adenosintriphosphat, es ist die »Universalwährung« für freie Energie in sämtlichen Stoffwechselprozessen. Außerdem GTP (Guanosintriphosphat), das zusammen mit ATP in der Proteinbiosynthese eine Rolle spielt, sowie das Nukleotid UDP (Uridindiphosphat), das für den Leberstoffwechsel unabdingbar ist.

Phosphor bzw. Phosphatgruppen sind Bestandteil von Nukleinsäuren wie DNA und RNA (Ribonukleinsäure, die der Übertragung genetischer Information dient).

Da Phosphat- und Diphosphatverbindungen die Fähigkeit haben, große Mengen von freier chemischer Energie zu speichern und unter bestimmten Bedingungen freizusetzen, kommen chemische Verbindungen mit diesen Gruppen in allen menschlichen Stoffwechselprozessen vor. Auch dort, wo Energiezufuhr notwendig ist, um elektrisches Potenzial aufzubauen und wiederherzustellen. Dieses benötigt der Körper etwa für die mechanischen Vorgänge im Muskel bei Bewegungen oder für die Erhaltung des Aktionspotenzials und die Signalübertragung im Nervensystem.

Der sogenannte »aktive Ionentransport«, die Synthese von Proteinen und die Bildung von Nukleinsäuren erfordern Magnesium-

Ionen (Mg^{++}) als Kofaktoren. Daraus entsteht die aktive Form dieser Moleküle, der Magnesium-ATP-Komplex.

Vollzieht man diese komplexen Abläufe nach, zeigt sich schon, wie wesentlich der Erhalt einer ausgewogenen Phosphorkonzentration im Blut ist. Daher steht etwa ein Viertel des im Knochen eingebauten Phosphats mit dem Serumphosphat im Austausch. Wenn also die Phosphoraufnahme aus der Nahrung nicht ausreicht, um die Stoffwechselvorgänge im Körper aufrechtzuerhalten, wird Phosphor aus dem Skelett bereitgestellt, wodurch der Gehalt in den Knochen sinkt. **Die Reduktion des Phosphatgehalts im Knochen vermindert gleichzeitig die Kalziumreserven. Daher kann auch eine phosphatarme Ernährung letztlich zu Osteoporose führen.**

Zur Verwertung dieser Elemente braucht es jedoch auch Energie (Nahrung), die alle Lebewesen aus ihrer Umgebung aufnehmen müssen. Grüne Pflanzen etwa, sogenannte autotrophe oder fototrophe Organismen, können Lichtenergie in chemische Energie umwandeln, sie speichern, transportieren und dort einsetzen, wo sie gebraucht wird.

Tiere wiederum beziehen sie über die Oxidation der Nahrung, das heißt, durch (langsame) Verbrennung von Zucker, Fett oder auch Aminosäuren. Denn wenn Glukose und Fett nicht verfügbar sind, kann die Leber den in Aminosäuren enthaltenen Stickstoff abbauen und diese Aminosäuren in Energie umwandeln. Dies ist zum Beispiel bei Säugetieren der Fall.

Phosphor ist also nicht nur zusammen mit Kalzium für die Knochenbildung bedeutsam, sondern es ist auch an sämtlichen organischen Prozessen beteiligt – mechanischen (also Bewegungs-)Abläufen ebenso wie elektro- und physikochemischen sowie an der Bildung von Makromolekülen wie Proteinen und Nukleinsäuren.

Phosphor in Form von Lecithin wiederum ist wesentlicher Bestandteil der Zellmembran. Der Körper kann es aus phosphorhaltiger Nahrung aufnehmen und umwandeln. Über den Stuhl werden dann Phosphate und Phytinsäure ausgeschieden, meist als Komplex oder unlösliche Verbindung mit Eisen und Kalzium.

Es ist daher wichtig zu wissen, in welchen Nahrungsmitteln Phosphor, dieses lebenswichtige Element, enthalten ist. **Gute Phosphorlieferanten sind Eigelb, Innereien aller Art (etwa Hirn, Leber, Niere, Herz und Hoden), Fischrogen, Schalen- und Krustentiere, aber auch Käse, Soja, Mandeln, Nüsse und Kerne.**

In der modernen Ernährungslehre sind jedoch gerade Innereien, Krusten- und Schalentiere als stark cholesterinhaltig verrufen. Auch bei erhöhten Harnsäure- oder Blutfettwerten, Diabetes, Fettleibigkeit, bei Leberschäden oder Kreislaufstörungen wird davon abgeraten. Wir können also davon ausgehen, dass ein großer Teil der Bevölkerung – Millionen Menschen in der westlichen Welt – diese phosphorhaltigen Nahrungsmittel nur selten zu sich nimmt oder völlig darauf verzichtet. Diese Menschen nehmen über ihre Ernährung also weniger Phosphor auf, als sie täglich über Harn und Stuhl ausscheiden. Sie klagen dann oft über körperliche und geistige Erschöpfung, Konzentrationsprobleme und mangelnde Merkfähigkeit. Typische Aussagen sind: »Ich habe mir immer alles leicht gemerkt, mich konnte man Dinge fragen, die andere sich aufschreiben mussten. Jetzt muss ich mir nicht nur selbst alles aufschreiben, ich vergesse sogar darauf nachzuschauen. Ich verstehe nicht, wie mir das passieren konnte.«

Solchen Veränderungen liegt in den meisten Fällen entweder ein Überschuss an Cholesterin und Triglyzeriden zugrunde, der den Kreislauf belastet, oder aber ein Phosphormangel, der in Kombination mit weiteren Defiziten zu den genannten Beschwerden führt.

Da die Aktivität phosphorisierter Moleküle wie ATP, GTP oder UDP von der Konzentration eines zweiwertigen Kations abhängt und im Zellinneren Mg^{++} am stärksten vertreten ist, können, wenn dieses Element fehlt, Stoffwechselprozesse nicht ausreichend oder nicht schnell genug stattfinden.

Wenn wir bei unserer Ernährung etwa auf Eier und Innereien verzichten und daher mit Phosphor unterversorgt sind, greift der Organismus in vielen Fällen auf die Phosphorreserven in den Knochen zurück. Dies ist besonders bei schwangeren und stillenden Frauen, nach Operationen, bei Diäten oder in Zeiten von Stress der Fall. **Osteoporose entsteht häufig nach Phasen hohen**

Phosphatverbrauchs, wenn Phosphate nicht ersetzt oder vermehrt über die Nahrung zugeführt wurden.

Besonders bei Jugendlichen ist zu beobachten, dass sie im Wachstum – sofern sie nicht dem vorherrschenden Diätwahn verfallen – Schokolade oder Produkte aus Kakao, Mandeln, Haselnüsse oder Eier besonders gerne essen, und nicht selten auch Meeresfrüchte.

Immer öfter und deutlicher ist festzustellen, dass gerade junge Frauen aus Angst vor Gewichtszunahme auf Schokoladenprodukte oder lecithinhaltige Nahrungsmittel im Allgemeinen verzichten. Diese wären aber notwendig für ein gesundes Heranwachsen – für den Knochenaufbau ebenso wie für die Lernfähigkeit. Es ist daher wenig verwunderlich, dass immer mehr junge Menschen Probleme mit den Knochen, Sehnen und Gelenken oder sogar Herz-Kreislauf-Beschwerden haben.

In einem Gespräch berichtete kürzlich eine Lehrerin, die an einer Schule im Mittelmeerraum arbeitet – wo praktisch täglich die Sonne scheint –, wie sehr es sie erschrecke, so viele Kinder (tatsächlich Kinder!) wegen Knochenbrüchen und Bänderrissen auf Krücken oder mit Gipsverbänden zu sehen.

Und dieser verblüffende Anstieg der Fälle von Kalziumabbau oder -mangel ist nicht nur durch einen Mangel an Phosphatverbindungen im Körper bedingt. Wie in den weiteren Kapiteln zu sehen sein wird, hat auch die sinkende Vitamin-D-Aufnahme wesentlichen Anteil an dieser Entwicklung.

Wie kann dieser Phosphor-Unterversorgung durch vermeintlich »saubere« Ernährung – also den Verzicht auf Fett, Innereien und Fleischwaren – begegnet werden? Eine einfache Lösung besteht in der Einnahme von einem Löffel Lecithin zweimal täglich. Es gibt bereits Lecithinpräparate, die mit Magnesium und Vitamin C angereichert sind. **Vitamin C spielt eine bedeutende Rolle bei der Bildung von Kollagen, der Trägersubstanz für Kalziumphosphat im Knochen.**

Der menschliche Körper muss täglich etwa 50 verschiedene Nährstoffe in bestimmter Menge aufnehmen, damit der Stoffwechsel uneingeschränkt funktioniert. Bei einer Diät können zwar energieliefernde Nährstoffe (Kohlenhydrate und Fett) reduziert werden, der

Bedarf des Organismus an Mineralstoffen und Vitaminen bleibt aber unverändert.

Wenn also die Menge an aufgenommener Nahrung geringer ist und wir darüber hinaus jene Lebensmittel vom Teller verbannen, die am meisten Phosphor und Magnesium enthalten – darunter Kakao –, sind die körperlichen Reserven nach einiger Zeit aufgebraucht, Knochengerüst und Gelenke werden geschwächt.

Ähnlich die Vitamine A und D. Beide beziehen wir über tierische Fette. Streichen wir diese gänzlich von unserem Speiseplan, können Mängel entstehen – es sei denn, diese Vitamine werden bewusst ersetzt.

Vitamin A lässt sich ganz einfach über das Betacarotin zuführen – etwa in Karotten, sei es roh, gekocht oder in Form von Saft. Letzteres sollte aber nicht im Übermaß konsumiert werden, da dies bei manchen Menschen zu Leberschäden führen kann. Ein halbes Glas täglich genügt, am besten kombiniert mit etwas Zitronensaft oder anderen Zitrusfrüchten, um auch den Vitamin-C-Bedarf zu decken.

Vitamin D ist ebenfalls in Leber und tierischen Fetten enthalten und wesentlich an der Aufnahme und Einlagerung von Kalzium im Knochen beteiligt. Damit spielt es eine wichtige Rolle für den Knochenaufbau und die Gesunderhaltung des Skeletts. Davon soll in einem eigenen Kapitel die Rede sein.

Vitamin D, Parathormon und Calcitonin

Vitamin D gilt einerseits als Vitamin, das mit der Nahrung zugeführt werden kann, andererseits als Hormon, das der Körper durch die ultraviolette Strahlung aus Sonnenlicht oder einer entsprechenden Lampe selbst bilden kann.

Vitamin D kommt bei der Einlagerung von Kalzium in die Knochen zum Einsatz; ein Mangel kann bei Kindern zu Rachitis und bei Erwachsenen zu Osteomalazie (Knochenerweichung) und Osteoporose führen. Rachitis wurde früher mit schlechtem Wetter und dichtem Nebel in Verbindung gebracht – nicht zu Unrecht, wie sich herausstellte. Im Jahr 1850 begann man die Krankheit mit Sonnenlicht zu behandeln, ab 1872 verabreichte man den betroffenen Kindern Lebertran vom Kabeljau. Zunächst konnte man sich die Wirksamkeit dieser Maßnahmen nicht erklären. Erst 1917 entdeckte man, dass Lebertran eine Substanz enthält, die die Kalziumeinlagerung im Knochen unterstützt, und 1919 wurde die Wirkung ultravioletter Strahlung bei der Heilung von Rachitis nachgewiesen – einer Strahlung, die, wie man heute weiß, auch krebserregend wirkt.

1936 schließlich gelang es erstmals, Vitamin D_3, die aktive Form von Vitamin D im Körper, zu isolieren. Dieses Molekül wird von der Haut unter Einwirkung der UV-Strahlung im Sonnenlicht aus 7-Dehydrocholesterin gebildet.

Vitamin D ist aber auch in tierischen Fetten enthalten, sowohl in festen Fetten wie Butter und Schmalz als auch in flüssiger Form, etwa in Fischölen, vor allem in Lebertran. Durch die besondere Eigenschaft, dass der menschliche Körper es selbst herstellen kann, gilt Vitamin D auch als Hormon. Wird es im Körper nicht ausreichend gebildet, können wir es umgekehrt über bestimmte Lebensmittel zuführen – es verhält sich dann wie ein Vitamin.

Dass die Haut fähig ist, diese Substanz selbst zu produzieren, bestätigte die damals gängige Maßnahme, rachitische Kinder dem Sonnenlicht auszusetzen. Es gab sogar Sanatorien, wo man bewusst Quarzglasfenster einsetzte, da ultraviolette Strahlung Quarzglas passieren kann, während sie von gewöhnlichem Fensterglas absorbiert wird. Der Nachweis, dass verschiedene tierische Fette Vitamin D liefern, unterstützte auch die zweite Maßnahme, die Gabe von Lebertran.

Vitamin D hat im Körper mehrere Funktionen. So ist es nicht nur für die Kalziumversorgung neuer Knochenstrukturen und für den Erhalt des Blutkalziumspiegels notwendig. Eine aktive Form des Vitamins, das sogenannte 1,25-Dihydroxycholecalciferol, ist auch ein wesentlicher Faktor für die Aufnahme und Verwertung (Absorption) von Kalzium über den Darm. Das Kalzium, das in den Darm gelangt, stammt nicht nur aus unserer Nahrung (insbesondere aus Milchprodukten), sondern auch aus Speichel, Gallenflüssigkeit und dem Sekret der Bauchspeicheldrüse sowie aus den oberen Darmabschnitten. Vitamin D in der Darmschleimhaut steigert die Durchlässigkeit der Darmwand für dieses Element, erhöht den Gehalt eines kalziumbindenden Proteins in den Zellen und fördert die Kalziumausschüttung in den Blutkreislauf.

Neben seiner kalziumabsorptions- und -einlagerungsfördernden Wirkung bei der Gewebeneubildung spielt Vitamin D auch eine wichtige Rolle im Knochenumbau, dabei aber vermutlich stärker im Aufbau als im Abbau. Zum einen ist es natürlich Grundvoraussetzung für die Kalziumversorgung der Knochenmatrix. Darüber hinaus setzt Vitamin D zusammen mit Parathormon bei Bedarf Knochenkalzium frei, um den Kalziumspiegel im Blut konstant bei 10 mg pro 100 cm^3 zu halten, und bindet es wiederum beim Knochenaufbau, indem altes Knochengewebe resorbiert wird und schwächere Stellen verstärkt werden.

Kurz gesagt, das Skelett unterliegt einem ständigen Auf-, Ab- und Umbauprozess: Knochengewebe wird gebildet, um dort zu stützen, wo Druck ausgeübt wird, und abgebaut, wo es zu stark wird.

Dieser Umbauprozess betrifft sowohl die organische Knochenstruktur, insbesondere das Kollagen, als auch den Kalziumphosphat-Anteil im Knochen.

An der Freisetzung von Kalzium aus dem Knochen ist vor allem Parathormon beteiligt, bei seiner Einlagerung Calcitonin und Vitamin D. Störungen des Parathormonhaushalts bedürfen der ärztlichen Behandlung.

Auch Calcitonin (Thyreocalcitonin, TCT) ist ein Hormon. Dem Biochemiker Clark T. Sawin zufolge kann ein erhöhter Calcitoninwert Anzeichen für einen bestimmten Schilddrüsentumor sein. Auch bei Menschen mit hoher Knochendichte oder Osteopetrose (Marmorknochenkrankheit) ist dies der Fall, manchmal ohne dass weitere Krankheitsanzeichen vorliegen. Dem Calcitonin-Defizit wiederum konnte, so Sawin, bisher kein Krankheitswert zugeordnet werden, auch wenn einige Patienten mit fehlerhaftem Schilddrüsengewebe einen TCT-Mangel aufwiesen (vgl. Clark T. Sawin, *The Hormones. Endocrine Physiology.* Boston: Little, Brown & Company 1969).

Auch in Harpers *Medizinischer Biochemie* (1986) heißt es: »Noch sind keine klinischen Manifestationen bekannt, die auf Calcitoninmangel zurückzuführen sind.« Umgekehrt entstehe bei einem Schilddrüsenkarzinom ein Überschuss.

Da ein Calcitoninmangel bisher nicht nachgewiesen werden konnte, können wir davon ausgehen, dass für das gegenwärtige Osteoporose-Problem vor allem Vitamin-D-Mangel verantwortlich ist.

Tatsache ist, dass die Fälle von Vitamin-D-Mangel drastisch gestiegen sind, seit immer mehr Menschen fettarme Milch und Milchprodukte und immer weniger fettes Fleisch und Wurstzubereitungen zu sich nehmen.

Ist es falsch, sich so zu ernähren? Nicht unbedingt – gesättigte Fettsäuren und cholesterinreiche Lebensmittel, darunter auch Leber und Eigelb, sollten nur in geringen Maßen konsumiert werden, wenn Herz-Kreislauf-Erkrankungen oder das Risiko dafür vorliegen. Zu bedenken ist aber, dass eine stark fettreduzierte Ernährung auch eine deutlich reduzierte Zufuhr von Vitamin D bedeutet. Diese wiederum führt bei Millionen Menschen zu einem

Kalziumabbau im Knochen. **Fettreduzierte Milchprodukte etwa enthalten zwar noch Kalzium und Phosphor, doch mit dem Fett gehen auch die fettlöslichen Vitamine A und D verloren.** Wer also fettarmen Schinken, Fleisch und Milchprodukte konsumiert, reduziert oder eliminiert den Anteil von Vitamin D in seiner Nahrung. So einfach und augenfällig das sein mag, die wenigsten Betroffenen wissen davon.

Auch, dass sich Osteoporose-Fälle häufen, seit fettreduzierte Milchprodukte weitverbreitet sind, ist offensichtlich. Denn diese Produkte richten sich längst nicht mehr nur an Menschen mit Herz-Kreislauf- oder Stoffwechsel-Störungen. Sie sprechen vor allem Frauen und Jugendliche an, die auf ihre Figur achten.

Das gängige Schönheitsideal schreibt vor, dass wir nicht ein Gramm zu viel am Körper haben dürfen. Magerkeit gilt als elegant, und Models auf dem Laufsteg wiegen bei einer Größe von 1,80 Metern oft nicht viel mehr als 50 Kilo – in jedem Fall zu wenig für ihre Größe. Diesen Frauen mit ihren knabenhaften Körpern passt scheinbar jede Hose und jeder Minirock.

Angesichts dieser scheinbaren Idealmaße fühlen sich die meisten Frauen unzulänglich, dick und plump – kurz, weit vom Ideal entfernt. Also unterwerfen sie sich dem Diktat der Schlankheitskur. Sie vermeiden jegliches Fett in der Nahrung, weil es am meisten Kalorien liefert (9 kcal/g gegenüber 4 kcal/g in Kohlenhydraten und Eiweiß). Und das scheint einfach, seit die Wirtschaft und die Medien uns pausenlos fett- und damit kalorienreduzierte Milch, Joghurt und Käse präsentieren.

Dies führt dazu, dass Produkte, die ursprünglich nur für Menschen mit Übergewicht, zu hohen Blutfettwerten oder Stoffwechselstörungen gedacht waren, nun großflächig von Frauen – insbesondere jungen – konsumiert werden, die um jeden Preis schlank sein wollen. Viele Mädchen sind schon im Alter zwischen 12 und 14 Jahren dem Schlankheitszwang ausgesetzt und davon überzeugt, dass der Weg zur Erreichung dieses Ideals über fettreduzierte Nahrung führt. Meist finden sich zu Hause jederzeit Light-Produkte, weil auch die Eltern sie bevorzugen. Und so konsumieren auch die jungen Mädchen diese – ohne zu bedenken, dass sie noch im

Wachstum sind, also erst Knochensubstanz aufbauen und ihre Knochen festigen müssen.

Selbst wenn diese Mädchen im Sommer in der Sonne liegen, um sich zu bräunen, folgen sie dem Diktat der Schönheit. Damit gefährden sie zwar die Gesundheit ihrer Haut, doch mit einem positiven Nebeneffekt: Ihr Körper produziert Vitamin D. Und sie wissen, dass Karotten die Bräunung fördern. Dadurch führen sie dem Körper Betacarotin zu, das dieser in Vitamin A umwandelt. Doch kaum kommt der Winter, sitzen sie wieder in Klassenzimmern und Hörsälen und betreiben höchstens am Wochenende gelegentlich Sport. Sie kommen nicht mehr in die Sonne. Die Folge: Es entsteht ein Vitamin-D-Mangel.

Der folgende Fall aus meiner Praxis hat sich tatsächlich so ereignet. Eine Jugendliche kam in Begleitung ihrer Mutter, die mir Folgendes beschrieb: Das Mädchen hatte Schmerzen im Knöchel, die schließlich so stark wurden, dass sie kaum noch mit den Füßen auftreten konnte. Ob sie einen oder mehrere Ärzte aufsuchten, weiß ich nicht – einer jedenfalls, so weit ich mich erinnere, Traumatologe, veranlasste einen Bruch des Schienbeins, mit der Begründung, dass damit der Knöchel mehr Kalzium aufnehmen würde. Danach erhielt sie Calcitonin (obwohl Experten zufolge keine Fälle von Calcitoninmangel bekannt sind) und Kalzium. Das Mädchen fühlte sich elend, und ihr Zustand verschlechterte sich mit den Hormoninjektionen weiter.

Als sie zu mir kam, brachte sie Röntgenaufnahmen mit. Darauf war eine gewaltige Schraube zu erkennen. Es war zu erwarten, dass diese irgendwann Beschwerden auslösen würde. Außerdem ein generalisierter Kalziumabbau, sowohl an den Beinknochen als auch den Fußknochen, die auf den Bildern zu sehen waren.

Das Mädchen aß relativ wenig. Da ich sah, dass die Mutter eher füllig war, fragte ich sie, ob das Mädchen Schlankheitskuren hinter sich habe. Wie die Mutter bestätigte, sogar mehrere. Im Lauf der Untersuchung fragte ich sie, ob sie fettreduzierte Milchprodukte verwende und sich fettarm ernähre. Auch das bestätigte sie.

Im Gespräch stellte sich außerdem heraus, dass das Mädchen seit dem zwölften Lebensjahr praktisch keine tierischen Fette zu sich nahm und ein Vitamin-D-Mangel vorlag.

Während ihrer gesamten Leidensgeschichte hatte sie nie jemand nach ihrer Ernährung gefragt oder herauszufinden versucht, was hinter dem Vitamin-D-Mangel steckte. Dabei genügt es zur Prüfung der Kalziumaufnahme zu fragen, ob Milchprodukte konsumiert werden. **In Bezug auf Vitamin D gilt es herauszufinden, ob es Vollmilchprodukte oder fettreduzierte sind. Wer Letzteres wählt, sollte die Vitamin-D-Zufuhr entweder über die Sonneneinstrahlung ausgleichen oder mit der Einnahme von Lebertran (heutzutage in Form von Gelatinekapseln) beginnen.** Ergocalciferol, Cholecalciferol oder Calcitriol sind verschiedene Formen von Vitamin D.

Es sei noch ein weiterer außergewöhnlicher Fall aus meiner Praxis beschrieben; auch darauf sollten Ärzte achten: Eine sehr hübsche und elegante Dame kam in Begleitung ihres Ehemanns. Ihre Röntgenaufnahmen zeigten, dass ihr gesamtes Skelett vom Kalziumabbau betroffen war. Ihre Rückenwirbel waren abgeflacht und stärker verformt, als man bei ihrem Anblick und ihrer Haltung hätte glauben können. Das Auffälligste aus meiner Sicht war jedoch, dass sie trotz dieses starken Kalziummangels keine Arthrose aufwies. Die Knorpelschicht war intakt, an den Wirbeln war keine Abnützung zu erkennen.

Meist geht ein im Röntgen sichtbarer Kalziumabbau mit einer mehr oder weniger fortgeschrittenen Arthrose einher. Sie ist sehr häufig eine Folge mangelnder Kollagenbildung, also fehlender Trägerstruktur für Kalzium im Knochen. Dies führt zur Abnützung der Wirbel und der Gelenkknorpel im Allgemeinen; gleichzeitig baut der Knochen Kalzium ab, er demineralisiert.

Anders in diesem Fall. Die Aufnahmen waren umso erstaunlicher, als die Frau sich ausgewogen ernährte und überdies keine Kinder hatte. Ein Kalziummangel aufgrund von Schwangerschaften und Stillzeiten war daher auszuschließen.

Bei der Zusammenstellung ihres Ernährungsplans wies sie mich jedoch auf etwas hin: »Bitte geben Sie mir auch etwas Verdauungsförderndes. Seit meiner Jugend, schon vor meiner Ehe, nehme ich täglich zwei Löffel von …« Und sie nannte mir ein Abführmittel auf Paraffinbasis. Das erklärte für mich alles: Seit sie sechzehn gewesen war, nahm sie diese Substanz. Paraffin ist ein Mineralöl, das aus Erdöl gewonnen wird, und wie ein Öl weicht es zwar den Stuhl auf, schwemmt aber gleichzeitig die fettlöslichen Vitamine – also A, D, E und K – aus dem Körper.

Viele Jahre der Einnahme führten also zu Mangelerscheinungen. Die Frau war nach Barcelona gekommen, weil sie einen bekannten Augenarzt aufsuchen wollte. Dieser riet ihr zur Einnahme von Vitamin A und E – der Vitaminmangel bereits hatte zu Sehstörungen geführt, die der Arzt nun mithilfe ebendieser Vitamine korrigieren wollte.

Der Mangel an Vitamin D wiederum hatte eine Osteoporose verursacht, die sie zu mir führte. Da Vitamin D – wie Vitamin A und E – fettlöslich ist, wurde es ebenfalls stets mit dem Paraffin über den Stuhl ausgeschieden. Dadurch konnte es überhaupt zu einem Vitaminmangel und den entsprechenden Folgeschäden kommen.

Kurzum: Bei jenen ungewöhnlichen Fällen von Osteoporose in meiner Praxis, die nicht mit Arthrose einhergingen, stellte ich auf Nachfrage einen Vitamin-D-Mangel fest, der – zum Leidwesen der Patienten – unbemerkt und damit auch unbehandelt geblieben war.

Tatsache ist: **Vitamin D (Cholecalciferol, 1,25-Dihydroxycholecalciferol bzw. Calcitriol) ist für die Kalziumeinlagerung im Knochengewebe unabdingbar.**

Wie wir gesehen haben, führt ein Mangel bei Kindern zu Rachitis und bei Erwachsenen zu Osteomalazie (Knochenerweichung), die gelegentlich mit Osteoporose verwechselt oder als solche missgedeutet wird.

Osteomalazie ist Kalziumabbau im Knochengewebe, der durch Vitamin-D-Mangel entsteht. Häufig kommt sie bei Menschen vor, die sich nicht der Sonne aussetzen, beispielsweise bei Frauen aus Beduinenvölkern oder muslimischen Kulturen, die sich stark verschleiern.

Osteoporose (»Knochenschwund«, Abnahme der Knochendichte) ist Kalziumabbau durch mangelnde Bildung organischer

Knochenmatrix, also durch fehlendes Kollagen. Fehlt diese Trägersubstanz, können sich Kalziumsalze nicht anlagern, und dem Knochen fehlt die Stütze. Das Ergebnis ist jedoch das gleiche: Dem Skelett geht Kalzium verloren, auf den Wirbeln lastet Druck.

Heute gehen beide Phänomene häufig Hand in Hand: Zur Abnützung des organischen Knochenanteils (früher Ostein genannt) gesellt sich bei einer Ernährung, die arm an tierischen Fetten ist, gleichzeitig ein Vitamin-D-Mangel, der sich aber durch Sonnenlicht oder Lebertran-Einnahme ausgleichen lässt.

Zwar will uns die Werbung oft weismachen, dass fettreduzierte Milch »vollen Gehalt an Eiweiß, Vitaminen und Mineralstoffen« habe. Das stimmt nicht für Vitamin A und D, die fettlöslich sind und daher mit dem Fett verloren gehen. Darauf wird in der Werbung nicht hingewiesen – und darin lauert die Gefahr. Es fehlt Vitamin D, das, wenn es nicht auf anderem Weg ersetzt wird, zu besagtem Kalziummangel führt. Alle Welt spricht vom Kalziummangel, doch niemals wird dieser ausreichend begründet und erklärt. So konnte es überhaupt zur gewaltigen Verbreitung dieser Mangelerscheinung in der zweiten Hälfte des 20. Jahrhunderts kommen – obwohl in dieser Zeit in Europa mehr Milchprodukte konsumiert wurden und damit mehr Kalzium verfügbar war denn je.

Die Aussage, dass fettreduzierte Milch sämtliche Vitamine enthält, stimmt also nur, wenn ihr Vitamin A und D gesondert zugesetzt werden.

Die folgenden Kapitel sollen zeigen, welche Nährstoffe unabdingbar sind, damit der Körper Kollagen bilden kann – jene Trägersubstanz, die für die Kalziumeinlagerung im Knochen so dringend gebraucht wird.

Proteine und Kollagen

Nach einem Blick auf die Zusammenhänge zwischen Kalziumabbau im Knochen und Vitamin-D-Mangel, der nicht selten ernährungsbedingt ist, wenden wir uns dem umgekehrten Fall zu: Der fehlenden Bildung von Gewebematrix durch den Knochen selbst. Die Folge ist dieselbe: Wird Knochenmatrix nicht nachgebildet, können sich Kalziumsalze nicht im Skelett einlagern.

In seinem Buch *The Hormones* definiert Clark T. Sawin die Osteoporose als »eine generalisierte Verdünnung der Knochen, bei der der Serumkalziumspiegel normal ist, aber ein Verlust sowohl der organischen als auch der mineralischen Knochenmasse vorliegt«. Stryer schreibt in seiner *Biochemie* zunächst, der Knochen »besteht aus einer organischen Phase, die sich hauptsächlich aus Kollagen aufbaut, und einer anorganischen (mineralischen) Phase, in der sich Kalziumphosphat als Kristalle abgelagert hat«. Weiter heißt es: »Das Kollagen wird zur Anlagerung der Kalziumphosphat-Kristalle benötigt, die den Knochen formen. Diese ersten Kristalle lagern sich in bestimmten Abständen an, die jenen der Kollagenfasern entsprechen. Man vermutet, dass in den Lücken zwischen den Tropokollagen-Molekülen in der Kette die Keimbildung für die mineralische Phase des Knochens stattfindet.«

In Harpers *Medizinischer Biochemie* wird die Wirkung von Parathormon (PTH) auf den Knochen so beschrieben: »Im Knochengewebe führt das Hormon zu einer raschen Freisetzung zu Kalzium und Phosphat, wobei die Knochen durch die Osteozyten abgebaut werden. (…) Über seine raschen Effekte hinaus stimuliert PTH in den Osteoklasten die Proteinbiosynthese. Offensichtlich ist dieser Effekt für einen besonders effektiven Knochenabbau notwendig.«

Weiter heißt es in dem Kapitel über Kollagen: »Kollagen [ist] das häufigste Protein der tierischen Gewebe (…) Typisch für Kollagen ist seine Tripelhelix-Form, die sich aus drei ineinander verdrehten Polypeptidketten von je 3000 Ångström (300 nm) Länge zusammensetzt. Diese Tripelhelix-Moleküle ordnen sich nebeinander und übereinander in Abständen von weniger als einem Viertel der Helixlänge an. Zwischen dem Ende einer Tripelhelix und dem Beginn der nächsten entsteht eine Lücke. Dort lagert sich bei der Knochenbildung Hydroxyapatit ein.«

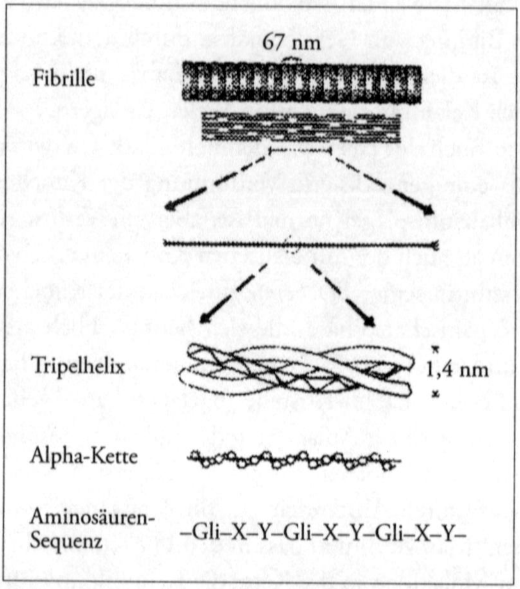

Abb. 1: Molekulare Eigenschaften der Kollagenstruktur von der Primärstruktur (Sequenz) bis zur Fibrille

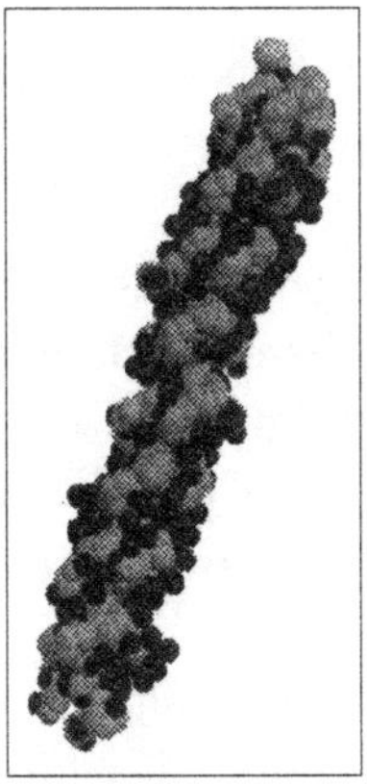

Abb. 2: Dreidimensionales Modell der Kollagen-Tripelhelix

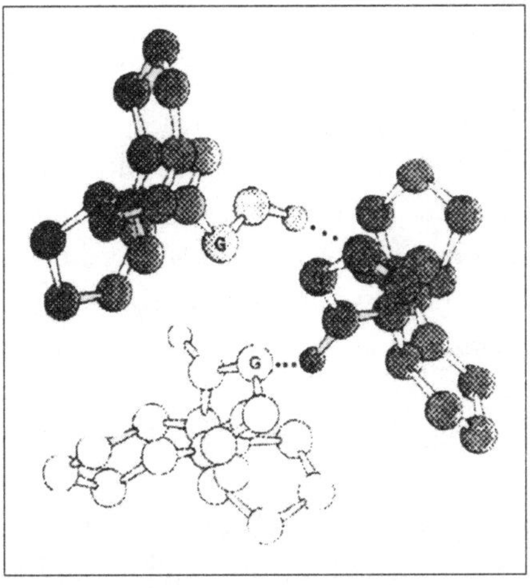

Abb. 3: Querschnitt eines Kollagenmodells. Jede Faser ist durch Wasserstoffbrücken an die anderen Fasern gebunden (die Wasserstoffbrücke ist mit Punkten gekennzeichnet)

Mit diesen Zitaten – und auch weiteren – lässt sich zeigen, dass sich Kalziumphosphat nur dann im Knochen einlagern kann, wenn Kollagen gebildet wird.

Kollagen ist, einfach gesagt, jenes Protein (Eiweiß), das im Körper am stärksten vorhanden ist. Sein Anteil an der Gesamtmasse aller Proteine beträgt mehr als 30 Prozent. Kollagen ist wesentlicher Bestandteil von Knochen, Gelenken, Sehnen, Gefäßwänden, aber auch des Bindegewebes und der organischen Substanz der Zähne.

Proteine sind ein Grundbestandteil sämtlicher Gewebe von Lebewesen, und sie sind Baustoff aller Enzyme, also jener Substanzen, die chemische Reaktionen im Stoffwechsel überhaupt ermöglichen (dazu zählen unter anderem Insulin, Glukagon, Calcitonin etc.). Wie wichtig Proteine für den Organismus sind, zeigt schon ihr Name: »Protos« ist griechisch und bedeutet so viel wie »Erster« oder »vorrangig«.

Proteine werden aus kleineren Molekülen, sogenannten Aminosäuren, gebildet. Ihr Name erklärt sich aus ihrem Aufbau: Sie bestehen aus einer Carboxygruppe (also einer Säure) und einer Aminogruppe. Diese Verbindungen entstehen, indem die Carboxygruppe einer Aminosäure mit der Aminogruppe einer anderen reagiert; dabei geht ein Wassermolekül verloren. Das Ergebnis sind sogenannte Peptidbindungen. Proteine, die aus relativ wenigen Aminosäuren bestehen, werden Peptide genannt, solche mit weniger als zwölf Aminosäuren Oligopeptide. Proteine (früher: Proteide) im engeren Sinn sind die komplexeren Eiweißstoffe, die oft Tausende von Aminosäuren umfassen.

In der älteren Literatur findet man diese Stoffe unter dem Namen »Albuminoide«, abgeleitet vom Hühnereiweiß (eines der am frühesten und besten untersuchten Proteine), das hauptsächlich aus Albumin besteht. Albumin (lateinisch »albus« = weiß) findet sich, zusammen mit dem Kasein, auch in der Milch.

Wie wir gesehen haben, ist die Kollagenbildung unabdingbar für die Einlagerung von Kalzium in den Knochen. Nun gilt es, die Kollagen-Nachbildung näher zu betrachten. Denn alle Gewebestrukturen des Körpers – auch die Knochen – sind einem ständigen Ab-

und Wiederaufbau unterworfen. Die Lebensdauer der Proteine im Körper ist sehr unterschiedlich. So bestehen einige Proteine in der Leber zwischen zwanzig und dreißig Tagen, während eine Leberzelle selbst bis zu einem Jahr überdauert. Blutzellen werden nach etwa 120 Tagen ersetzt, haben also eine Lebensdauer von vier Monaten. Muskelgewebe wiederum erneuert sich etwa alle sechs Monate.

Die Kollagene in Knochen und Gelenken hingegen können bis zu 2000 Tage alt werden: Die Zellerneuerung, der sogenannte *Turnover*, vollzieht sich also nur knapp alle sechs Jahre, in den härtesten Teilen des Knochens möglicherweise noch langsamer. **Für uns bedeutet das vor allem: Es ist besser, der Osteoporose vorzubeugen, als sie zu behandeln.** Denn die Verbesserung der Knochenstruktur ist ein sehr langwieriger Prozess.

Dazu kommt, dass im Fall von Kalziumabbau in der Wirbelsäule die Wirbel einerseits vom Eigengewicht des Körpers abgenutzt werden, weil ihnen die fehlenden Kalziumsalze die Härte nehmen. Gleichzeitig schiebt sich die Gewebemasse zu einem Wulst zusammen, was auf die Nervenwurzeln drücken und Schmerzen verursachen kann. Diese Schmerzen treten dann nicht nur direkt an der Druckstelle auf, sondern entlang des gesamten entsprechenden Nervs.

Bleibt zu erklären, wie denn die so wichtige Zufuhr von Kollagenen bewerkstelligt werden kann.

Weiter oben haben wir bereits gesehen, dass sich Proteine im Organismus aus Ketten von Aminosäuren bilden. Diese Moleküle sind Grundbestandteil der Proteine und müssen ersetzt werden, damit sich Proteine nachbilden können.

Pflanzen können Aminosäuren selbst herstellen, wir Menschen aber nicht. Wir müssen sie zuführen, indem wir proteinhaltige Nahrung zu uns nehmen. In allen Lebewesen kommen dieselben 20 Moleküle vor, aus denen dann sämtliche Proteine gebildet werden – ob Bakterium, Pflanze, Tier oder Mensch. Die jeweils charakteristische Abfolge der Aminosäuren in den Peptidketten bestimmt, um welches Protein es sich handelt.

Es gibt neutrale, saure und basische Aminosäuren. Manche, wie Glykol und Glyzin, sind sehr klein. Andere, wie Prolin, Tyrosin oder Methionin, haben Ringstruktur. Zu den basischen Aminosäuren zählen Lysin oder Arginin, zu den sauren Asparaginsäure und Glutaminsäure. Die 20 im Organismus vorkommenden Moleküle sind strukturell und in ihren chemischen Eigenschaften so unterschiedlich, dass sich daraus praktisch unendlich viele verschiedene Proteine bilden können.

Die Aminosäuren-Sequenzen der wichtigsten Proteine in lebenden Organismen sind heute bestens bekannt. **Nahrungsmittel tierischer Herkunft sind – wenig überraschend – in ihren Aminosäurestrukturen den menschlichen ähnlicher als Nahrungsmittel pflanzlicher Herkunft.**

Proteine, die den Körperproteinen des Menschen in der Zusammensetzung ähnlich sind, haben eine hohe biologische Wertigkeit, sie sind hochwertig. Proteine aus pflanzlicher Nahrung, insbesondere aus Getreide, enthalten wenig Lysin, Methionin, Tryptophan, Cystein und Threonin. **Was in Brot, Reis und Mais fehlt, kann durch gleichzeitige Zufuhr von Eiern, Käse, Joghurt oder Milch ersetzt werden.**

Ich sage bewusst »gleichzeitig«, weil die Aminosäuren aus der Verdauung eiweißreicher Nahrungsmittel sich im Blut mit jenen verbinden, die beim Abbau von körpereigenem Gewebe entstehen. Innerhalb von etwa fünf Stunden verteilen sie sich auf alle Zellen des Organismus und werden zur Bildung von Neurotransmittern, Neuromodulatoren, Enzymen, Hormonen und Antikörpern verwendet, aber auch zur Reparatur und Nachbildung von Gewebe und zur Neubildung von Blutzellen.

Freie Aminosäuren, die nicht im Zellstoffwechsel benötigt werden, werden von der Leber umgewandelt und treten in den Energiestoffwechsel ein. Aus dem Stickstoff, der ihnen dabei entzogen wurde, bildet die Leber Harnstoff, eine in Wasser – und somit auch in Blut oder Urin – leicht lösliche Substanz, die über Letzteren auch ausgeschieden wird.

Im Gegensatz zu Fetten und Glykogen oder tierischer Stärke aus Kohlenhydraten kann der Körper Proteine oder Aminosäuren nicht speichern. Werden also Aminosäuren benötigt, damit etwa das Nervensystem arbeiten kann oder Antikörper und Hormone gebildet werden können, kommen Plasmaprotein aus dem Blut oder Proteine aus dem Gewebe zum Einsatz.

Ich vertrete deshalb seit Jahren die Meinung, dass ein vollwertiges Frühstück proteinreiche Nahrungsmittel braucht. Nicht selten ist mir das vorgeworfen und in der Öffentlichkeit als haltlos abgetan worden. Es war von Frühstück mit fettem Gebäck oder Butter und Marmelade die Rede. Das heißt nicht, dass ich dagegen bin, ganz und gar nicht. Doch es reicht nicht aus. Das bestätigt sich unter anderem durch die schlechten Ergebnisse unserer Schüler in der Sekundarstufe im EU-Vergleich, aber auch durch die steigende Häufigkeit von Arbeitsunfällen in Spanien im Vergleich zu den Nachbarländern. Es ist ein Versäumnis der Politik, dass nicht mehr auf die Bedeutung hingewiesen wird, die ein ausgewogenes Frühstück mit ausreichend Eiweiß und frischem Obst hat.

Mit Sicherheit sind die Konzentrations- und Merkfähigkeitsstörungen, die wir an Schülern und Arbeitern beobachten, auf ein unzureichendes Frühstück zurückzuführen. Auf Probleme im Bildungssystem will ich hier nicht näher eingehen. Aber nicht wenige Mädchen kamen zu mir und klagten darüber, dass sie Erklärungen nicht verstünden, nicht behielten oder Gelerntes leicht vergäßen. Sie jammerten nicht darüber, wie ihnen Wissen vermittelt wurde, sondern dass sie nicht in der Lage waren, damit umzugehen. Manchmal berichten mir Frauen, sie hätten die Ausbildung aufgegeben, weil sie »einfach nicht mehr in der Lage seien zu denken«.

Wie sich bestätigte, zeigten sich diese Probleme bei Personen, die – neben anderen Faktoren, die zu Mangelerscheinungen führten – kein ausreichendes Frühstück zu sich nahmen. Häufiger betroffen sind Frauen, die entweder extrem auf ihre Linie achten oder die durch Schwangerschaften und Stillzeiten einen höheren Nährstoffbedarf hatten. Und all das in einem Land, das noch dazu im globalen Vergleich besonders spät isst. Alle Bankangestellten oder Mitarbeiter in Firmen mit vergleichbaren Arbeitszeiten essen zwischen drei und vier Uhr zu Mittag, weil ihre Arbeit ihnen keine andere Möglichkeit lässt. Viele von ihnen »überbrücken« die Zeit bis dahin mit Kaffee und süßem Gebäck. Wer nicht gefrühstückt hat, ist ab einem gewissen Zeitpunkt meist nicht mehr so leistungsfähig, schlecht gelaunt, macht leichter Fehler oder setzt sich Stresssituationen aus, die körperlich und psychisch schaden können.

Regelmäßige Nahrungszufuhr ist wichtig für eine gute Konzentration. Essen Sie deshalb noch zu Hause etwas, nehmen Sie aber nicht zu früh ein vollwertiges Frühstück ein. Überbrücken Sie lange Vormittage bei Bedarf mit etwas nicht zu fettem Käse oder einigen Mandeln. So erhalten Sie über den Arbeitstag hinweg Ihre Leistungsfähigkeit und gute Laune.

Dabei liefern Proteine uns nicht nur, wie schon erwähnt, die Aminosäuren, die für den Nachschub an Kollagen notwendig sind, sondern das Frühstück sorgt auch dafür, dass wir die nötige geistige Leistung bringen können. Das gilt für alle Altersgruppen und für die ganze Familie.

Viel zu oft wird die erste Mahlzeit des Tages in großer Eile eingenommen, weil Arbeit, Schule oder Universität drängen. Wenn es schnell gehen muss, eignet sich neben einem Fruchtsaft oder frischem Obst am besten das, was auch schnell zubereitet ist, etwa Eier, Schinken, Käse oder Thunfisch (aus der Dose) zu Vollkornbrot oder Cerealien mit Milch oder Joghurt.

Zu Mittag wird oft ausgiebiger gegessen und der Körper über Fleisch und Fisch meist auch ausreichend mit Proteinen versorgt. Oft genug habe ich aber mit Menschen zu tun, die das Abendessen auf Obst oder Gemüse reduzieren, weil sie fälschlicherweise annehmen, das sei gesünder. Das stimmt zwar, und das sage ich ihnen auch – ich selbst esse gern Obst und Gemüse –, aber es ist wichtig, dies immer mit eiweißreichen Produkten zu kombinieren. Diese sollten leicht verdaulich sein. **Kombinieren Sie zu Gemüse zum Beispiel Fisch – wer Probleme mit der Verdauung hat, sollte ihn am besten garen, nicht braten – oder etwas Reis, und mit einem Stück Obst zum Nachtisch haben Sie bereits eine gesunde und vollwertige Mahlzeit. Denken Sie also daran, zu allen drei Hauptmahlzeiten Proteine zuzuführen, um Osteoporose zu lindern oder, noch besser, um ihr vorzubeugen.**

Proteine sind die Grundlage für die Bildung von Kollagen. Wenn der Organismus Kollagen nicht nachbildet, fehlt es dem Knochen nicht nur an Kalzium. Auch die Gelenke nutzen sich ab, und es kommt zur Arthrose. Darüber hinaus leiden die Sehnen und Bänder, die sie stützen. Dies äußert sich in häufigeren Knöchelverletzungen – besonders bei Frauen, die in hochhackigen Schuhen leichter umknicken – oder in Muskelzerrungen, die oft wochen- oder gar monatelang Schmerzen verursachen.

Auch zu Blutergüssen oder »blauen Flecken« kommt es häufiger – wiederum besonders bei Frauen. Oft haben sie sich angeschlagen, ohne es überhaupt zu bemerken, oder jemand hat sie nur zu fest am Arm gepackt. So übertrieben das klingen mag, ich sehe es sehr häufig.

Osteoporose greift aber auch das Zahnfleisch an und schwächt die Zähne. Es kommt zu Karies unter der Krone, dem oberen Teil der Backenzähne.

All diese Beschwerdebilder sind nichts anderes als verschiedene Ausformungen ein und desselben Problems: dem Mangel oder der fehlenden Nachbildung von Kollagen, das Hauptbestandteil von Knochen ebenso wie von Zahnfleisch, Gefäßwänden, Sehnen und Gelenken ist.

Ein Teil der Lösung besteht darin, dass wir über die Nahrung ausreichend Proteine zuführen, und zwar möglichst bei jeder Mahlzeit.

Seien Sie aber kritisch, wenn etwa Fruchtsäfte mit dem Hinweis beworben werden »Enthält sämtliche Vitamine und Proteine«. Wenn Früchte selbst kein Eiweiß enthalten, wie soll es dann im Saft enthalten sein?

Ähnliches gilt für die Werbung, die uns Frischkäse und süße Joghurtzubereitungen als so gesund darstellt. Wenn damit geworben wird, dass eine gewisse Menge davon ebenso viel Eiweiß enthält wie ein Beefsteak, wird gern unterschlagen, dass fast die Hälfte ihres Energiegehalts aus Fett besteht. Nun haben immer mehr Kinder einen erhöhten Cholesterinspiegel, was nicht zuletzt darauf zurückzuführen ist, dass Mütter nicht die große Menge von Fett und Cholesterin bedenken, die diese Zubereitungen enthalten. Dieser Tendenz scheint die Industrie allerdings bereits gegenzusteuern, indem sie die Zusammensetzung entsprechend verändert.

Die zentrale Botschaft bleibt, dass bei Osteoporose die Knochen nicht brüchig werden, weil ihnen Kalzium fehlt, sondern weil ihnen das Kollagen fehlt, um dieses einzulagern. Die gallertartige Konsistenz von Kollagen (= Hauptgrundstoff für Gelatine – sie wird tatsächlich ja gewonnen, indem Knochen gekocht werden) ermöglicht es erst, dass das Skelett auf Druck hin nachgibt, ohne zu brechen.

Die Tatsache, dass der Knochen bei Kindern noch nicht völlig kalzifiziert ist, sorgt auch dafür, dass er bei Stürzen nicht so leicht bricht. Knochen, die wiederum Kollagen, aber zu wenig Kalzium enthalten, verformen sich. Mangelnde Kalziumversorgung kann, wie erwähnt, zu Rachitis und damit zu typischen Knochenverformungen, etwa der Beine (O-Beine) oder des Brustkorbs (»Rosenkranz«), führen.

Kollagen ist die Trägersubstanz für Kalziumsalze im Knochen. Von größter Wichtigkeit ist deshalb eine Ernährung, die gewährleistet, dass unser Körper dieses so wichtige Protein ausreichend herstellt, um unser Knochengerüst gesund zu erhalten.

- **Ein Knochen, dem Kalzium fehlt, bricht nicht, er verformt sich.**
- **Ein Knochen, dem Kollagen fehlt, wird brüchig. Er bricht leichter und häufiger und kann nicht ausreichend Kalzium einlagern, weil ihm das Gerüst dafür fehlt.**

ATP und GTP: Die Energietransporter im Körper

Wie beschrieben, bildet der menschliche Körper (so wie alle anderen Organismen auch) Proteine aus Aminosäurenketten, die er aus eiweißreicher Nahrung bezieht. Dieses Kapitel soll zeigen, wie das im Detail vor sich geht.

Noch vor zwanzig Jahren hätten wir diese Frage nach dem Wie nur oberflächlich beantworten können. Bis dahin wusste man nur, dass durch die Verbindung ein Wasserstoffmolekül verloren geht.

Heute sind die Enzyme, die an der Peptidkettenbildung beteiligt sind, ebenso bekannt wie die Mechanismen, die dahinterstecken. Grundsätzlich gilt: Jegliche Art von Arbeit verbraucht Energie. Auch für die chemische »Arbeit«, die die Aneinanderkettung von Aminosäuren darstellt, ist eine ausreichende Energieversorgung nötig. Im Fall der Proteinbildung sind bestimmte Moleküle die Energieträger, nämlich ATP (Adenosintriphosphat) und GTP (Guanosintriphosphat). Durch ihre Hydrolyse werden Phosphat- und Pyrophosphatverbindungen aufgebrochen, und damit wird chemische Energie frei.

Zurück zur Kalziumversorgung des Knochens: Auch dafür sind Phosphatgruppen notwendig. Der Körper nimmt sie in Form von Lecithin auf, einem Molekül, das in den Zellmembranen vorkommt und ihnen die nötige Flexibilität verleiht. Verantwortlich dafür sind vor allem die im Lecithin enthaltenen ungesättigten Fettsäuren.

Besonders lecithinreiche Nahrungsmittel sind Innereien (vor allem Hirn, aber auch Leber und Niere) sowie Eigelb. Sie enthalten am meisten Cholesterin. Die meisten Menschen, die von Osteoporose betroffen sind, sind Erwachsene, die sich häufig einer kalorienreduzierten Kost verschrieben haben oder Nahrungsmittel meiden, die viel Cholesterin oder gesättigte Fettsäuren enthalten. Das führt dazu, dass in den Industrienationen der Lecithinbedarf häufig durch Nahrungsergänzungsmittel wie Sojalecithin gedeckt wird. Der überwiegende Teil der Bevölkerung leistet vor allem geistige statt körperlicher Arbeit und leidet immer wieder unter Stress. Gleichzeitig wird immer weniger Phosphor über die Nahrung zugeführt.

Der Vorteil von Sojalecithin liegt darin, dass es zwei ungesättigte Fettsäuren enthält. Diese Substanz heißt Oleyl-Linoleoyl-Phosphatidylcholin. Die in Hirn enthaltene Variante heißt Dipalmitoylphosphatidylcholin. Ein Chemiker kann daraus ablesen, dass die beiden enthaltenen Acylreste gesättigte Fettsäuren sind – von diesen wiederum wird bei Kreislaufstörungen abgeraten.

Wie ich bereits in *Cholesterin und Ernährung* beschrieben habe, sorgt Lecithin außerdem dafür, dass Cholesterin der Leber zugeführt wird – vereinfacht gesagt so, als würde es das Cholesterin Molekül für Molekül bei der Hand nehmen. In der Leber wird Cholesterin in Gallensäuren und -salze umgewandelt oder mit der Galle in den Darm ausgeschüttet.

Die Fähigkeit von Lecithin, Cholesterin zu verestern, damit es mit HDL in die Leber transportiert werden kann, ist der Grund dafür, dass bei Herz-Kreislauf-Störungen (etwa Angina pectoris, Herzinfarkt, Schlaganfall, verengte Arterien) oder bei erhöhten Blutfettwerten (die ein Risiko für solche Erkrankungen darstellen) zweimal täglich die Einnahme von Sojalecithin empfohlen wird.

Wir wissen heute auch schon mehr darüber, wie die phosphorisierten ATP- und GTP-Moleküle über die Hydrolyse chemische Energie abgeben. Sie brauchen für ihre Arbeit einen Kofaktor, der den sogenannten Chelatkomplex vervollständigt. Dieser Kofaktor muss ein zweiwertiges Kation sein. In der Extrazellulärflüssigkeit ist Kalzium (Ca^{++}) das Kation mit zwei positiven Ladungen. Wenn sich der Muskel bei Bewegung zusammenzieht, ist es das Kalzium, das die Kontraktion auslöst.

Im Inneren der Zellen dagegen ist Magnesium (Mg^{++}) jenes Ion, das diese Kriterien erfüllt und am meisten vorhanden ist. Magnesium ist daher als Kofaktor in bestimmter Menge notwendig, damit ATP und GTP an der Proteinsynthese mitwirken können.

Das folgende Kapitel widmet sich deshalb diesem Nährstoff, der für die Zusammensetzung der Proteine – und damit für die Bildung von Kollagen in Knochen, Gelenken, Sehnen, Gefäßwänden, Zähnen und Zahnfleisch – so wichtig ist.

Magnesium

Der Mineralstoff Magnesium nimmt hier insofern eine gewisse Sonderstellung ein, als seine Rolle im Organismus erst Mitte der 1970er-Jahre näher untersucht wurde. Die darauf bezogenen Arbeiten haben sich erst im Lauf der 80er-Jahre allgemein verbreitet.

Zum Vergleich: Das Element Eisen mit der Atommasse 56 ist im Körper mit etwa fünf Gramm enthalten. Der tägliche Bedarf beläuft sich auf 10 Milligramm bei Männern und etwa 15 Milligramm bei Frauen. Die Wichtigkeit von Eisen und Anämie als Folge von Eisenmangel sind seit Jahren ein weitverbreitetes Thema.

Magnesium dagegen – mit einer Atommasse von 24 als Leichtmetall eingestuft – ist mit etwa 24 Gramm im Körper vertreten. Täglich sollten wir 500 bis 600 Milligramm zuführen. Bis vor Kurzem war jedoch nicht gesichert, wie hoch der Bedarf tatsächlich ist und welche Rolle dieses Element im Körper genau spielt. Und Achtung: Noch heute ist selbst vielen Ernährungsspezialisten nicht klar, wie wesentlich Magnesium tatsächlich ist.

Und doch: Wäre Magnesium so schwer wie Eisen, würde der Körpergehalt mehr als 50 Gramm betragen, und wir bräuchten um die 1000 Milligramm, also etwa 1 Gramm täglich, um den Bedarf zu decken.

Wie kommt es, dass über ein Metall, das für alle Organismen so lebenswichtig ist, so wenig bekannt ist? Zum einen waren bis vor wenigen Jahren die chemischen Analysemethoden zu ungenau und zu wenig verlässlich. Zum anderen sind Biochemie und Molekularbiologie sehr junge Wissenschaften. Mitte des 20. Jahrhunderts studierte man an der Universität entweder Biologie oder organische Chemie, die Biochemie als eigenes Fach gab es noch nicht.

Dazu kommt ein anderes Phänomen: Solange es üblich war, landwirtschaftliche Nutzungsflächen mit Gülle und Guano (phosphor-

und stickstoffhaltiges Düngemittel) zu düngen, war auch ausreichend Magnesium in den Böden vorhanden. Heutzutage ist in der sogenannten westlichen Welt das Mineral weitgehend aus den Böden verschwunden. Experten aus den USA, Frankreich und anderen Ländern meinen, dass unsere heutige Ernährung uns nur mit knapp der Hälfte jener Magnesiummengen versorgt, die Anfang des 20. Jahrhunderts gängig gewesen wären. Das liegt zum Großteil am chemischen Dünger, an den stark verarbeiteten Lebensmitteln, die wir zu uns nehmen, und auch daran, dass viele Erwachsene kaum noch Schokolade essen (um nicht zuzunehmen oder um Zucker und Triglyzeride in der Nahrung zu vermeiden). Kakao ist aber eines der magnesiumreichsten Nahrungsmittel überhaupt. All dies führt dazu, dass Magnesium in der westlichen Ernährungsweise vielfach fehlt – und nicht ersetzt wird.

Noch wichtiger – und noch schlimmer – ist aber, dass es in Spanien immer noch sogenannte Ernährungsexperten gibt, die von alldem keine Ahnung haben. Und sogar in neuesten Studien wird behauptet, dass »dieses Mineral ein Bestandteil des Chlorophylls, des grünen Pflanzenfarbstoffs, ist«. Dieses alte Märchen ließ uns früher davon ausgehen, dass es für die Magnesiumversorgung im Grunde ausreichend sei, grünes Gemüse zu essen.

Ein großer Fehler, denn Tatsache ist, dass nicht die Blätter der magnesiumreichste Teil der Gemüsepflanzen sind, sondern die Samen. Und ganz besonders eine exotische Art: die Kakaopflanze. **Kakao enthält 420 mg Magnesium pro 100 Gramm! Weitere Nahrungsmittel mit besonders hohem Magnesiumgehalt sind Mandeln (252 mg), Sojamehl (223 mg), Erdnüsse, weiße Bohnen und andere Hülsenfrüchte, Bitterschokolade (150 mg), Vollkornbrot, Haferflocken (145 mg), Hasel- und Walnüsse (140 mg) sowie verschiedene Vollkornmehle und einige Garnelenarten.**

Jene grünen Blattgemüse dagegen, die besonders viel Chlorophyll enthalten, sind schon nicht mehr stark magnesiumhaltig, nämlich Spinat (55 mg) und Petersilie (52 mg). Noch weniger die verschiedenen Kohlarten (15 mg), Endiviensalat (12 mg), gekochte grüne Bohnen oder Kopfsalat (10 mg). Und so weiter.

Als ich 1977 mein erstes Buch über Magnesium veröffentlichte, begründete ich darin den weitverbreiteten Magnesiummangel mit wissenschaftlichen und in der ganzen Welt gültigen Argumenten (ich hatte mich vorher mit Landwirtschaft beschäftigt und wusste über Böden und Dünger gut Bescheid). Bei vielen Berufskollegen stieß ich damit aber auf Ablehnung, und diejenigen, die häufig in den Medien präsent waren, formulierten die Kritik auch gegenüber den Betroffenen.

Tatsache ist, dass Magnesium bei *allen* chemischen Abläufen im Zellinneren, die Nukleosid-Triphosphate oder Nukleosid-Diphosphate wie ATP, GTP oder UDP benötigen, eine Rolle spielt. Es gibt nur vereinzelte Ausnahmen, wie Mangan als Mn^{++} in den Mitochondrien oder bei der Synthese von Proteoglykanen.

Um nur einige Beispiele zu nennen: Magnesium ist beteiligt an der Bildung von Neurotransmittern und Neuromodulatoren, der Repolarisation (Rückkehr zum Ruhepotenzial nach einem Reiz) von Neuronen, an der Erhaltung des Aktionspotenzials entlang der Nervenbahnen, an der Muskelentspannung – auch für die Funktion des Herzmuskels ist es bedeutsam. Weiters an der Bildung und Verbindung von Enzymen, Antikörpern und Hormonen, an der Gewebereparatur und auch an der Weitergabe und Transkription des genetischen Codes, also in der Reduplikation der DNA für die Zellbildung und in der DNA-Reparatur, ebenso am komplizierten Leberstoffwechsel. **Kurz gesagt: Magnesium spielt eine Rolle bei praktisch allen chemischen Reaktionen im Körper, bei denen Energie verbraucht wird.**

Zusätzlich brauchen auch Pflanzen Magnesium für die Aufnahme von Licht und dessen Umwandlung in chemische Energie, die sie nicht nur speichern, sondern auch zur Produktion von Zucker, Fetten, Aminosäuren und Nukleinsäuren benötigen – der sogenannten biotischen Moleküle, die Bausteine aller lebenden Organismen sind.

Betrachtet man die enorme Vielzahl an Körperfunktionen, an denen Magnesium beteiligt ist, verwundert es wenig, dass ein Mangel zu verschiedensten Störungen und auch Krankheiten führen kann. Fehlt Magnesium, kann der Organismus keine Antikörper produzieren und Gewebe nicht korrekt ersetzen.

Für all die Menschen, die wegen Magnesiummangels unter Beschwerden leiden, schrieb ich das Buch *Die erstaunliche Wirkung von Magnesium* (Ennsthaler Verlag), das von den Lesern ausgezeichnet aufgenommen wurde – leider haben viele Experten dies ungern zugegeben, obwohl ihre Medienpräsenz dem Thema einen Zugang zu großer Öffentlichkeit und, auf fachlicherem Niveau, auch zu Entscheidungsträgern im ganzen Land verschafft hätte.

Zur Veranschaulichung: Noch 1988 erschien ein Buch zum Thema Ernährung, in dem es hieß: »Magnesiummangel ist bei Menschen äußerst selten, ganz im Gegensatz zu dem, was bestimmte *ungesicherte* Behauptungen nahelegen.« Und weiter: »Magnesium hat nicht die heilende Kraft, die ihm *leichtfertig* zugeschrieben wird.«

Dieser Behauptung möchte ich die Aussagen einiger Experten zum Thema entgegensetzen: In seinem Werk *Etes-vous spasmophile?* schreibt der Pariser Arzt Henri Rubinstein zum Beispiel wörtlich: »Ein Mangel an über die Nahrung zugeführtem Magnesium konnte nachgewiesen werden.« An späterer Stelle heißt es: »Das Vorliegen eines chronischen Defizits in der Magnesiumzufuhr ist die Grundlage der Magnesiumtheorie für die Krampfneigung«.

Für Mediziner und für viele Franzosen gilt dies als selbstverständlich, sodass viele französische Mineralwassersorten, wie Vittel, Hepar oder Contrexeville, ihre gesundheitsfördernde Wirkung mit ihrem Magnesiumgehalt argumentieren.

In der Zeitschrift *Magnesium* (Karger Publishers) war in einem Beitrag von B. M. Altura zu lesen: »Zu Beginn des Jahrhunderts nahm man in den Vereinigten Staaten etwa 450 Milligramm Magnesium täglich auf. Jüngste Daten zeigen wesentlich niedrigere Werte für die heutige Zeit. Gemäß verschiedenen Studien nehmen Menschen in der westlichen Welt täglich etwa 225 bis 300 Milligramm zu sich. Man nimmt an, dass der tägliche Bedarf etwa 325 Milligramm beträgt, doch unsere heutige kalzium- und phosphatreiche Ernährung würde wesentlich mehr erfordern, vermutlich zwischen 500 und 600 Milligramm täglich.«

In einer anderen Arbeit einige Monate später bekräftigt Altura nochmals: »Die Zufuhr von Mg^{++} über die Nahrung wird in der westlichen Welt beständig geringer. Viele Personen befinden sich nahe an einem tatsächlichen Mangel, und dieser nahrungsbedingte Magnesiummangel wird mit der Häufung an plötzlichen Todesfällen, koronaren Erkrankungen, Bluthochdruck, Eklampsie (bei Schwangeren) und Schlaganfällen in Verbindung gebracht.«

Im Editorial derselben Zeitschrift, die sich dem Themenkomplex Stress, Herz-Kreislauf-System und Magnesium widmet, heißt es: »Man geht von einer weltweiten Hypomagnesiämie-Häufigkeit von bis zu 52 Prozent aus. Die gravierenderen Fälle von Hypomagnesiämie bei hospitalisierten Patienten scheinen bei Hypokaliämie und bei Intensivpatienten aufzutreten. Der Großteil dieser Erkrankten zeigt kardiovaskuläre Anomalien, die von Herzrhythmusstörungen bis zu Vorhofflimmern und Bluthochdruck reichen.« Und an anderer Stelle heißt es: »Diese Doppelausgabe von *Magnesium* widmet sich diesem Thema und dem Anliegen, die Zusammenhänge zwischen Magnesiumhaushalt, Stresszuständen und dem Herz-Kreislauf-System aufzuzeigen.«

In Ausgabe Nummer 5 vom August 1986 erklärt J. R. Marier vom National Research Council in Ottawa (Kanada), dass 75 Prozent aller Menschen nur zwischen 70 und 99 Prozent der empfohlenen Menge an Magnesium aufnehmen. Es müsse doch aufrütteln, dass 39 Prozent der Bevölkerung weniger als 70 Prozent der Tagesdosis zu sich nehmen, sodass manche nur auf 143 bis 189 Milligramm täglich kommen. Diese Betroffenen haben ein erhöhtes Risiko für Herzprobleme. Magnesiumreiche Lebensmittel jedoch – darunter Schokolade, Mandeln, verschiedene Nüsse, Hülsenfrüchte und Keime sowie Garnelen – enthalten teilweise die zehnfache Menge dessen, was sie an Magnesium liefern, an Kalzium. Das wiederum erschwert die Magnesiumaufnahme, weil Magnesium, Kalzium (Ca^{++}) und Kalium (K^{+}) miteinander um den Ionentransport konkurrieren. Selbst bei Pflanzen entsteht dieses Phänomen: Kaliumreiche (oder kaliumgedüngte) Böden behindern die Magnesiumaufnahme so stark, dass die Blätter kein Chlorophyll bilden können, obwohl sie nur drei Prozent des Magnesiumbedarfs der gesamten Pflanze benötigen.

In einem Haselnuss-Anbaugebiet in Tarragona (im Nordosten Spaniens), wo humus- und tonarme Böden zusätzlich mit Phosphor und Kalium gedüngt wurden, trat folgendes Phänomen auf: Die Blätter der Haselnusssträucher schienen wie verbrannt. Etwas Ähnliches war mir auf einem privaten Gut untergekommen: Die erste Baumreihe einer Obstplantage bekam dort die stark kaliumhaltigen Abflüsse aus einem Misthaufen ab. Die Bäume trockneten praktisch aus, weil sie durch den Überschuss an Kalium kein Magnesium mehr aufnehmen konnten. Erst als der Misthaufen trockengelegt war und Magnesium zugesetzt wurde, konnten die Bäume im Folgejahr Blätter entwickeln und sich erholen.

Diese Beispiele zeigen die antagonistische (entgegengesetzte) Wirkung von Kalzium, Kalium und möglicherweise auch Phosphor. **Diese Wirkung ist der Grund dafür, dass wir, auch wenn wir täglich nur etwa 300 bis 350 Milligramm des Magnesium-Ions Mg^{++} benötigen, zwischen 500 und 600 Milligramm Magnesium aufnehmen sollten.** Mindestens die Hälfte des über die Nahrung zugeführten Magnesiums wird nämlich über den Stuhl ausgeschieden.

Als ich mit dem Hinweis an die Öffentlichkeit ging, dass die Magnesiumaufnahme in unserer modernen Gesellschaft drastisch sinkt und es ratsam wäre, dies durch Nahrungsergänzung auszugleichen, erhielt ich von einem spanischen Autor, den ich schon an anderer Stelle zitiert habe, folgende Antwort: »Magnesiumsalze, die oral zugeführt werden, werden vom Darm schlecht aufgenommen und sind bekannt für ihre abführende Wirkung.«

Sowohl Magnesium als auch Kalium, Natrium, Kalzium und Eisen nimmt der Körper in ionisierter Form auf, das heißt als Mg^{++}, K^+, Na^+, Ca^{++} oder Fe^{++}. Auf natürlichem Weg können sie nur in komplexer Form zugeführt werden, das heißt als Salze, Oxide oder Hydroxide. Deshalb unterscheiden wir bei den Nährstoffen zwischen Kohlenhydraten, Fetten, Proteinen, Vitaminen und eben *Mineralstoffen.*

Tatsächlich können Mg^{++}-Ionen, die nicht von der Darmschleimhaut absorbiert werden, den Stuhl flüssiger machen. Der Grund dafür ist, dass die H_2O-Moleküle polar sind, das heißt, die negative elektrische Ladung im Sauerstoffatom (O) dieser Moleküle ist größer als die positive Ladung der Protonen im Wasserstoff-(H-)

Anteil. Diese unausgewogene Ladung führt dazu, dass das Magnesium-Ion – das zwei positive Ladungen hat – sich mit einer Wolke aus Wassermolekülen umgibt. Dieser erhöhte Wasseranteil weicht den Stuhl auf, der Stuhl lässt sich leichter absetzen. Diese Wirkung der wasseranziehenden Magnesium-Ionen machen sich viele Menschen zunutze, die unter Verstopfung oder Hämorrhoiden leiden, indem sie morgens eine größere Menge Magnesium zu sich nehmen, als der Körper aufnehmen kann.

Immer wieder hatte ich mit Menschen mit Krampfneigung zu tun – sie hatten Symptome wie Muskelkrämpfe, Kribbeln oder Ameisenlaufen, Tics oder flatternde Augenlider, aber auch Schmerzen in der Herzgegend oder Herzrhythmusstörungen, bis hin zu Albträumen oder plötzlichen unwillkürlichen Bewegungen im Schlaf. Wenn sie dem Arzt erklärten, ich hätte ihnen Magnesium verordnet, war die Antwort häufig: »Achtung, das kann zu Harnsteinen führen.«

Dabei ist es genau umgekehrt: Zur Bildung von Kalziumoxalat-Kristallen – und in der Folge zur Anlagerung von weiteren Oxalaten, Phosphaten oder Kalziumuraten, die sich allmählich zu Harnsteinen entwickeln – kommt es gerade dann, wenn *wenige* Mg^{++}-Ionen im Harn vorhanden sind.

Tatsächlich werden die Bindungen im Ionengitter der Kristalle nicht von Molekülen, sondern von Ionen besetzt. Diese können wir uns vorstellen wie geladene Kugeln mit konstantem Durchmesser, die extrem dicht und immer gleich angeordnet sind: Positiv geladene Kugeln sind immer von negativ geladenen umgeben und umgekehrt. Ionen mit der gleichen Ladung haben die gleichen chemischen Eigenschaften. Das heißt, Ca^{++}-Ionen neigen dazu, die gleichen kristallinen Netze zu bilden wie Ba^{++}-(Barium-) oder Mg^{++}-Ionen. In Ionengittern sind die Ionen jeweils so dicht nebeneinander angeordnet, wie es ihre Größe zulässt. Nun können – und werden – in den Kalziumoxalat-Kristallen Ca^{++}-Ionen durch Mg^{++}-Ionen ersetzt. Die Magnesium-Ionen sind mit einem Radius von 0,66 Ångström aber kleiner als Kalzium-Ionen mit 1 Ångström. Dadurch entstehen Lücken in der kompakten Kristallstruktur und schwächen diese. Die Kristallstruktur entstehender Harnsteine ist bei hohem Magnesiumgehalt also instabiler, einfach nur, weil der Ionenradius von Magnesium kleiner ist.

Ionen haben einen kleineren Durchmesser als Atome – nicht nur durch den Verlust der äußersten Elektronenhülle, sondern auch weil die positive Ladung des Atomkerns die übrigen Elektronen stärker anzieht. So beträgt der Radius eines Kalzium-Atoms 1,74, jener des Ca^{++}-Ions aber 1,0 Ångström; ein Magnesium-Atom hat 1,36, das um zwei Elektronen reduzierte Mg^{++}-Ion nur noch 0,66 Ångström. Bei Letzterem ist die Größenreduktion besonders deutlich: Da Magnesium nur wenige Elektronen in seinen äußeren Schichten hat, werden die verbleibenden zehn deutlich stärker vom Kern angezogen als beim Kalzium oder Barium (von 1,98 Ångström beim Atom auf 1,4 beim Ion).

Vor diesem Hintergrund wird klar, warum Menschen mit Harnstein-Risiko zur Auflösung oder Vermeidung von Kalziumoxalat-Ablagerungen 300 Milligramm Mg^{++} täglich oder mehr verabreicht bekommen. Diese Maßnahme findet sich auch in der *Acta Medica Scandinavica* (Supplement Nr. 661) mit dem Titel »The Magnesium ion – Clinical Aspects«, deren Beiträge beim jährlichen Kongress der Gesellschaft für medizinische Wissenschaften in Stockholm im Dezember 1981 präsentiert wurden.

Die Publikation empfiehlt zur Nahrungsergänzung täglich 15 mmol, was 360 Milligramm des Mg^{++}-Ions entspricht. Das stimmt im Grunde mit der Empfehlung von J. und E. Thomas, P. Desgrez und A. Moinsangeon von der Klinik für Urologie am Krankenhaus Cochin in Paris überein, aber auch mit mehreren anderen Arbeiten, die beim 3. Internationalen Magnesium-Symposium in Baden-Baden 1981 präsentiert wurden.

Den schwedischen Wissenschaftlern zufolge kann Magnesium in verschiedenen Formen gegeben werden, sei es als Sulfat, Chlorid, Oxid oder Hydroxid. Ihre französischen Kollegen verabreichen Acetat, im Symposium von Baden-Baden wiederum wurden Carbonat und Hydroxid empfohlen. **Kurzum: Unterschiedlichste Experten und Spezialisten auf diesem Gebiet empfehlen die Gabe einer beliebigen, aber immer ionischen Magnesiumverbindung – nicht von natürlichem Magnesium – als Nahrungsergänzung.**

Es sei aber darauf hingewiesen, dass Sulfat und Chlorid am stärksten abführend wirken. Bei Personen, die Kortikoide eingenommen oder eine Infiltration erhalten haben, können Natrium und Chloride darüber hinaus gelegentlich zu Ablagerungen führen. Ihnen ist eher Carbonat, Oxid oder Laktat zu empfehlen.

Nun fragen Sie sich vielleicht: Wozu all diese Informationen zur Magnesiumzufuhr? Wo liegt der Zusammenhang mit der so wichtigen Kollagenbildung? Im vorigen Kapitel haben wir gesehen, dass das Protein Kollagen durch die Verkettung von Aminosäuren und die Bildung von Peptidketten entsteht. Diese Peptidketten schließen sich zu bänderförmigen Tropokollagen-Molekülen zusammen und lagern sich in bestimmten Abständen (400 Ångström) hintereinander und – um etwa ein Viertel der Länge versetzt – nebeneinander an.

Magnesium kommt nun in mehreren dieser Vorgänge zum Tragen: Bei der Synthese des Informationsüberträgers RNA; zusammen mit ATP bei der Bildung von Aminoacyl-tRNA, das heißt bei der Bindung von Aminosäuren an die Transfer-RNA; zusammen mit GTP bei der Entstehung und Verlängerung der Peptidketten; und es stabilisiert die Ribosomen, die Makromoleküle für die Proteinsynthese im Zellplasma. Sie bestehen aus zwei aneinander gekoppelten Untereinheiten, die zur Bildung von Peptidketten nötig sind – diese Kopplung zerfällt, wenn die Mg^{++}-Ionenkonzentration zu niedrig ist.

Damit kommen wir zurück zur Osteoporose: Wenn abgenützte Knorpel und unflexible Knochenstrukturen zumindest teilweise auf Magnesiummangel zurückzuführen sind, weisen Betroffene in der Regel auch entsprechende Mangelsymptome auf. Sie geben dann an, schnell erschöpft zu sein, Schlafstörungen zu haben (häufig vor allem in der zweiten Nachthälfte) und sich beim Aufstehen wie gerädert zu fühlen. Sie klagen auch über Kribbeln und Ameisenlaufen, Muskelkrämpfe, stechende Schmerzen in der Herzgegend und Herzrhythmusstörungen im Sitzen, Liegen oder beim Aufwachen. Manchmal erwachen sie mit einem Ruck und haben das Gefühl, gesprungen oder gefallen zu sein, sie schlagen oder treten im Schlaf um sich; sie haben Kehlkopfkrämpfe, einen Druck auf der Brust,

Durchfall oder Verstopfung und allgemein Verdauungsstörungen. Auch Haarausfall und abblätternde Nägel oder Ablösung der Nagelhaut kommen vor, was sehr schmerzhaft sein kann.

Sehr häufig betreffen die Krämpfe und Kontraktionen auch die Blutgefäße, sowohl des Gehirns wie auch der Netzhaut, oder die Herzkranzgefäße, was den Blutdruck in die Höhe treiben oder aus dem Gleichgewicht bringen kann.

Ein weiteres Symptom von Magnesiumdefizit ist die Bildung kleinerer oder größerer Kalziumoxalat-Ablagerungen im Harn oder in den Nieren.

Wenn Kalziumabbau zusammen mit Arthrose auftritt, weil in Knochen und Gelenken zu wenig Kollagen nachgebildet wird, kann es zwar auch zu einigen der oben genannten Symptome kommen, allerdings nur, wenn auch Magnesiummangel vorliegt. Denn die Arthrose selbst äußert sich durch Schmerzen, Bewegungseinschränkung, Gelenkknacken und gelegentlich auch Entzündungen. Alle anderen oben genannten Beschwerden sind durch den Mangel bedingt.

In solchen Fällen empfehle ich eine Nahrungsergänzung aus Magnesiumchlorid, -carbonat, -oxid oder jeglicher anderen Magnesium-Ionenverbindung, die mindestens 250 Milligramm Mg^{++} täglich liefert. Gelegentlich sind auch 300 Milligramm oder mehr nötig.

Manchmal haben die Menschen, die mich konsultieren, meine Bücher gelesen und fragen dann nach, ob sie tatsächlich ständig etwas einnehmen müssen. Meine Antwort ist: Ja, nur kontinuierlich ist es sinnvoll, wenn der Betroffene nicht gerade viel Bitterschokolade und Mandeln zu sich nimmt. Die beispielhaft erwähnten Arbeiten aus Schweden und Frankreich haben gezeigt, dass zwischen 300 und 360 Milligramm Mg^{++} täglich empfohlen werden. Um das zu unterstreichen, sei hier eine weitere Arbeit genannt.

In der Zeitschrift *Magnesium* (Nummer 3/1984) gibt es einen Beitrag von L. Cohen, A. Lahor und R. Kitzes vom Lady Davis Carmel Hospital in Haifa (Israel). Darin beschreiben die Autoren acht junge Patienten mit funktioneller Hypertonie, die mit 750 Milligramm Magnesiumoxid täglich (liefert 450 Milligramm Mg^{++} am

Tag) behandelt wurden. Sie wiesen Verletzungen der Netzhautgefäße durch Gefäßkrämpfe auf. Nach dreimonatiger Behandlung beobachtete man Verbesserungen, die reversible Veränderungen in den Gefäßen nahelegten (obwohl bestimmte Gefäßverletzungen immer wieder als irreversibel galten).

Im Jahr 1988 publizierte Leo Gallard in der gleichen Zeitschrift einen Beitrag über entzündliche Darmerkrankungen. Hier eine Zusammenfassung:

»Schlagwörter: Magnesiummangel. Morbus Crohn. Colitis ulcerosa.

Magnesiummangel ist eine häufige Komplikation bei entzündlichen Darmerkrankungen und bei 88 Prozent der Patienten nachweisbar (13 in der Untersuchung). Die geringe orale Aufnahme, die schlechte Absorption und der erhöhte Verlust über den Darm sind die Hauptgründe dafür. Die Komplikationen bei Magnesiummangel umfassen: Muskelkrämpfe, Knochenschmerzen, akute Tetanie, Erschöpfung, Depression, Herzanomalien, Harnsteine, schlechte Wundheilung und Bewegungsstörungen des Darms. Die 24-Stunden-Magnesiumausscheidung ist ein wesentlicher Indikator und muss regelmäßig kontrolliert werden. Die empfohlene parenterale Zufuhr (Injektion, Infusion) für Patienten mit IBD (Inflammatory Bowel Disease = chronisch-entzündliche Darmerkrankungen, CED) beträgt mindestens 120 Milligramm/Tag oder mehr, abhängig von der Verlustmenge über den Stuhl. Für die orale Einnahme können bis zu 700 Milligramm täglich empfohlen werden, abhängig von der Ausprägung der Malabsorption.«

Das bedeutet: Ist der Verlust durch mangelnde Absorption im Darm größer als gewöhnlich, werden bis zu 700 Milligramm ionisiertes Mg^{++} täglich als Nahrungsergänzung verabreicht. Dabei wird auch davon ausgegangen, dass bei Darmbeschwerden magnesiumreiche Nahrungsmittel wie Schokolade, Mandeln, Erdnüsse, Nüsse und Hülsenfrüchte nicht zugeführt werden.

Spanien ist ein trockenes Land und die Verwendung von chemischem Dünger fand etwa zwanzig Jahre später Verbreitung als in anderen Ländern Europas und Amerikas. Mit etwa 225 bis 250

Milligramm ionisierten Mg^{++} täglich lässt sich dieses Defizit ausgleichen.

Damit schließt dieses Kapitel, das notgedrungen etwas ausführlicher war als üblich. Der Überblick über verschiedene Untersuchungen zum Thema und einige Details schienen mir aber nötig, um den Zusammenhang zur Wirkung im Körper herzustellen. Denn hier geht es um mehr als um den Vorwurf *»ungesicherter«* Behauptungen und *»leichtfertige«* Zuschreibungen.

Vitamin C

So wie Vitamin E fettlöslich ist, ist Vitamin C (Ascorbinsäure) wasserlöslich und hat im menschlichen Körper eine wichtige Funktion als Reduktionsmittel. Das heißt, es kann in chemischen Reaktionen Elektronen abgeben und wird dabei selbst oxidiert.

Wenn im Körper Prokollagenfäden gebildet werden, enthalten diese zahlreiche Prolinreste. Prolin ist eine Aminosäure mit fünfeckigem Ring. Einige dieser Prolinreste müssen sich mithilfe von Vitamin C zu Hydroxyprolin umformen, damit der Körper daraus zusammen mit OH-Gruppen sogenannte Wasserstoffbrücken bilden kann. Diese halten die Peptidketten in den Tropokollagen-Bändern zusammen und verleihen ihnen Stabilität.

Vitamin C sollte am besten über den Tag verteilt eingenommen werden, angefangen am Morgen. Dazu genügt es, Zitrusfrüchte oder Zitrussäfte zum Frühstück einzuplanen und etwas mehr davon tagsüber zu verzehren. Auch Kiwis, Erdbeeren oder Tomaten sind gute Vitamin-C-Lieferanten. In tropischen Regionen sind Ananas oder Mangos eine gute Alternative.

In kühleren Gegenden wiederum waren früher Kohl- und Blumenkohlgemüse, roh verzehrt, Vitamin-C-Lieferanten erster Wahl. Heute ist es jedoch einfach geworden, frisches Obst auch über große Distanzen zu transportieren, und so haben Zitrusfrüchte als Vitamin-C-Quelle auch dort Einzug gehalten.

Kurz gesagt: Es stellt heute kein Problem dar, den Organismus bei normaler Ernährung mit ausreichend Vitamin C zu versorgen.

Die Bedeutung von Kalzium, Phosphor, Vitamin D, Proteinen, Magnesium und Vitamin C in der Ernährung

Kalzium

Wer auf Milchprodukte gänzlich verzichtet, kann einen Kalziummangel entwickeln. Wir wissen, dass etwa neun Prozent der Menschen mit heller Hautfarbe (bei Menschen mit dunkler Hautfarbe sind es deutlich mehr) nach der frühen Kindheit keine Laktase mehr bilden, also jenes Enzym, das Laktose (Milchzucker) spaltet.

Auch bei Babys, die häufig Durchfall haben, muss an eine Laktoseunverträglichkeit gedacht werden, unabhängig davon, ob sie Muttermilch bekommen oder mit dem Fläschchen ernährt werden. Für sie gibt es auch Milchersatzprodukte ohne Milchzucker.

Ältere Kinder und Erwachsene vertragen meist Käse und Joghurt sehr gut. Im Joghurt wandeln bestimmte Fermente die Laktose in Milchsäure um. Diese Produkte sind als Kalziumlieferanten gute Alternativen zur Milch. Denn während Vollmilch oder fettreduzierte Milch uns mit etwa 120 Milligramm Kalzium je 100 Gramm versorgen, enthält Hartkäse zwischen 700 und 1000 Milligramm, Frischkäse etwa 300 Milligramm und Joghurt um die 145 Milligramm.

Wer überhaupt keine Milchprodukte zu sich nimmt, kann auch zu anderen Nahrungsmitteln greifen: Mandeln und Haselnüsse enthalten ca. 240 bis 250 Milligramm Kalzium pro 100 Gramm, Sojamehl 233 Milligramm Kalzium. Damit sind auch Nuss- und Sojamilcherzeugnisse bis zu einem gewissen Grad Kalziumlieferanten. Zusammen mit dem Kalzium aus Hülsenfrüchten, Eiern, Fleisch und Fisch genügt dies, um einen gesunden Organismus mit ausreichend Kalzium zu versorgen – das heißt, 600 bis 800 Milligramm Ca^{++} täglich für einen Erwachsenen und entsprechend mehr für Kinder (Wachstumsphase), Schwangere und Stillende. Bei Fisch und Meeresfrüchten sind Calamari und Garnelen mit über 300 Milligramm sowie Sardinen aus der Konserve mit knapp 100 Milligramm Kalzium besonders zu empfehlen.

Phosphor

Lecithin ist jene Substanz, die uns am besten mit Phosphor versorgt. Lecithinreiche Nahrungsmittel sind zum Beispiel Eigelb oder ganze Eier, Innereien wie Hirn, Leber und Niere, Käse, Schalentiere, aber auch gebratenes Fleisch. Pflanzliche Lecithin-Lieferanten sind allen voran Kakaopulver mit 700 Milligramm, weiters Schokoladenerzeugnisse, aber auch Mandeln, Hasel-, Erd- und Walnüsse, Pinienkerne, Hafer- und Weizenflocken sowie insbesondere Sojamehl mit fast 600 Milligramm je 100 Gramm.

Phosphor wird im Organismus nicht nur für das Gewebe und sämtliche Stoffwechselvorgänge gebraucht. 75 Prozent des gesamten Phosphorgehalts im Körper finden sich im Skelett, wo es in der Zellerneuerung (»Turnover«) der Knorpel und des Knochenkollagens eine Rolle spielt. Ein nicht unwesentlicher Teil des Knochenphosphors verbindet sich mit Kalzium zu Hydroxylapatit, einem basischen Kalziumphosphat, das den Knochen die nötige Härte und Festigkeit verleiht, um das Körpergewicht zu tragen und Weichteile und Organe zu schützen.

Wer – etwa wegen Herz-Kreislauf-Problemen oder Stoffwechselerkrankungen – auf Innereien, Meeresfrüchte und Eier oder aus Schlankheitsgründen auf Nüsse und fette Samen oder Schokolade verzichtet, kann einen Phosphormangel entwickeln, der sich unter anderem in Zerstreutheit, mangelnder Merkfähigkeit und geistiger Trägheit äußern kann, aber auch dazu führt, dass sich Kalzium in Form von Kalziumphosphat nicht ausreichend im Knochen einlagern kann.

Menschen, die mit Phosphor unterversorgt sind, aber nicht auf eine (in ihren Augen) gesunde Ernährung verzichten wollen, wird zweimal täglich ein Löffel Sojalecithin als Nahrungsanreicherung empfohlen. Sojalecithin ist überdies leicht verfügbar, weil es ein Abfallprodukt der Sojaöl-Produktion ist.

Vitamin D

Ein Mangel an Vitamin D wiederum ist immer häufiger zu finden und betrifft mittlerweile auch schon Jugendliche. Ein häufiger Grund sind die weitverbreiteten Diäten, sei es um abzunehmen oder aus gesundheitlichen Gründen, weil etwa erhöhte Cholesterin-, Blutfett- oder Blutzuckerwerte gesenkt werden sollen oder weil andere Kreislaufprobleme vorliegen. Betroffene reduzieren die Zufuhr an gesättigten Fettsäuren oder verzichten gänzlich darauf, nehmen damit aber auch weniger Vitamin D auf. Diese gesättigten Fette finden sich zum Beispiel in Speck, Butter, Rahm oder Talg (Schmalz). Kompensieren lässt sich mangelnde Vitamin-D-Zufuhr durch etwa eine Stunde Sonnenbestrahlung täglich, durch fettreichen Fisch und am besten durch die Einnahme von Lebertran (in Kapselform).

Proteine

Proteinarm ist vor allem eine vegetarische Ernährung, die überwiegend aus Obst und Gemüse besteht. Hier ist eine ausgewogene Ernährung schwieriger zu bewerkstelligen als bei Menschen, die »alles« essen. Manchmal lässt sich die Proteinzufuhr aber mit Soja, Mandeln, Eiern, Käse, Wal- und Haselnüssen sowie Hülsenfrüchten ausgleichen.

Gerade in Spanien ist ein Frühstück, bestehend aus Kaffee und in Fett herausgebackenem Gebäck wie Churros, aber auch Brot oder Gebäck mit Butter und Marmelade, weitverbreitet. Dies sollte zum Ausgleich zumindest durch frisches Obst oder Orangensaft sowie Ei, Schinken, Käse oder Thunfisch, das heißt durch eiweißreiche Nahrungsmittel, ergänzt werden.

Zur Hauptmahlzeit genügen dann 100 bis 150 Gramm Fleisch oder 150 bis 180 Gramm Fisch, um den Körper mit dem zu versorgen, was er für Wachstum und Erhalt des Gewebes braucht. Fisch ist, auch abends, vor allem für Personen mittleren Alters zu empfehlen, die einer erhöhten Cholesterin- und Triglyzerid-Zufuhr vorbeugen wollen.

Magnesium

Wie schon ausführlich besprochen, ist Magnesium in unserer heutigen Ernährung nur noch begrenzt enthalten; auf die Gründe will ich an dieser Stelle nicht mehr im Detail eingehen. Es genügt zu wissen, dass der durch chemische Düngung bedingte Magnesiummangel im Boden durch eine erhöhte Zufuhr von Kakao, Schokolade, Mandeln, Soja, Nüssen, Hülsenfrüchten und Vollkornprodukten im Körper ausgeglichen werden kann. In den meisten Fällen wird aber empfohlen, die gewohnte Ernährung beizubehalten oder die empfohlene Diät einzuhalten und eine ionische Magnesiumverbindung (Magnesiumoxid, -hydroxid, -chlorid, -carbonat, -laktat etc.) als Nahrungsergänzung einzunehmen, wenn Mangelsymptome auftreten – etwa Ameisenlaufen, Muskelkrämpfe, Muskelzucken, Herzrhythmusstörungen und andere, wie im Kapitel »Magnesium« beschrieben.

Vitamin C

Zu einem Mangel an Vitamin C kommt es bei Personen, die wegen Übersäuerung, einem Magen- oder Zwölffingerdarmgeschwür und ähnlichen Beschwerden keine Zitrusfrüchte zu sich nehmen. Ihnen empfehle ich, Zitrusfrüchte vor dem Essen oder zwischen zwei Gängen als Saft und neutralisiert mit Magnesiumcarbonat zu trinken sowie Tomaten und Kiwis zu essen.

Menopause

Ab etwa 40 Jahren bemerken viele Frauen (aber auch Männer), dass sie bei gleichem Essverhalten leichter zunehmen. Dieses Phänomen ist normal und so weitverbreitet, dass es in den USA mittlerweile auch versicherungsmathematisch berücksichtigt wird: Dort hat man die Aufzahlungen für Menschen, die ein sogenanntes gesundes Idealgewicht überschritten, aus den Polizzen für Lebensversicherungen gestrichen. Frauen um die 50 dürfen dieses Idealgewicht nun um sechs, Männer um zehn Kilogramm überschreiten.

Selbst Versicherungsgesellschaften, die es ja mit Zahlen und Fakten sehr genau nehmen, gehen also inzwischen davon aus, dass ein Übergewicht von sechs Kilo ab einem gewissen Alter nicht mehr als solches zu bezeichnen ist – weil Frauen in dieser Lebensphase mit sechs Kilo mehr besser, gesünder und glücklicher leben als unter ständiger Einhaltung einer strengen Diät und dass sie ohnehin leichter zunehmen, sobald sie von diesem Ernährungsplan abweichen. Die dauernde Beschäftigung mit dem eigenen Gewicht macht unglücklich und führt nicht selten zu Depressionen und anderen psychischen Beschwerden. Die Wirtschaft hat ohnehin ein gewisses Interesse daran, die Gesellschaft in puncto Ernährung zu hochgesteckten vermeintlichen Zielen zu motivieren – oder vielmehr unter Druck zu setzen.

Ich nenne es Missinformation, wenn uns weisgemacht wird, dass es nicht nur für das Aussehen, sondern auch für die Gesundheit wichtig sei, unabhängig vom Lebensalter eine schlanke Figur zu bewahren. Ab den Fünfzigern ist das ein besonderer Trugschluss. Also werden inzwischen sechs Kilo mehr bei Frauen im Wechsel (Menopause) als natürlich, normal und gesund angesehen und für diese Altersgruppe nun auch einkalkuliert.

Trotzdem wollen die meisten Frauen, beeinflusst von der gesellschaftlichen Norm, ihr Gewicht aus der Jugendzeit halten. Deshalb beginnen sie sich fettarm zu ernähren, wählen fettreduzierte Milchprodukte, verzichten auf Schokolade, Nüsse und Innereien. Sie trinken morgens bloß einen Espresso und einen weiteren am späten Vormittag, »um durchzuhalten«. Dann folgen ein einfaches Mittagessen, zum Beispiel mit gegrilltem Fleisch, und später ein noch einfacheres Abendessen, was freilich nicht ausreicht. Die Folge: Sie sind müde, traurig, abgeschlagen.

Die einseitige Ernährung führt zu Stress und kann eine Arthrose auslösen oder eine bestehende Arthrose verschlechtern; in diesem Fall kommen vielfach auch Schmerzen hinzu. Ganz abgesehen von den Schwierigkeiten, die in diesem Lebensabschnitt ohnehin auf sie zukommen können: etwa familiärer Frust – ein Ehemann, der sie kaum beachtet, Kinder, die das Haus verlassen und der Mutter, die sich vielleicht zwanzig Jahre oder länger um sie gekümmert und ihnen sogar die kleinsten Wünsche erfüllt hat, kaum noch Aufmerksamkeit schenken. Kurzum, zum emotionalen Frust gesellt sich der »greifbare« Frust, dass sie nichts essen oder zwischendurch naschen können, ohne ein schlechtes Gewissen zu haben. So traurig es ist, man trifft sehr häufig auf Frauen, die deshalb fehlernährt und gestresst sind. Der Stress führt aber dazu, dass sie von bestimmten Nährstoffen umso mehr bräuchten – etwa Aminosäuren, Phosphor, Magnesium und Vitamin-B-Komplex, kurz, gerade jene Elemente, die die empfohlene oder selbst auferlegte Diät fast völlig aus ihrem Speiseplan gestrichen hat.

Dann kommen die Momente, in denen sie sich sagen: »Ich brauche jetzt einfach ein Stück Schokolade.« Dann greifen sie vielleicht auch zu, doch nach dem Essen bleibt das schale Gefühl, nicht willensstark zu sein – ein Schuldgefühl, das wiederum den Stress erhöht. Ein Teufelskreis.

Denn Tatsache ist: Die Diäten, aber auch der stressbedingte Adrenalinpegel führen häufig zu einem Mangel an genau jenen Nährstoffen, die, wie wir gesehen haben, für die Kollagenbildung und im Weiteren für die Kalziumeinlagerung im Knochen unabdingbar sind.

Bei Männern ist der Schlankheitswahn meist weniger ausgeprägt. Dazu kommt, dass viele von ihnen außer Haus essen und mit diesem Problem kaum in Berührung kommen. Trotzdem hatte ich mit vielen Männern zu tun, die von Kalziummangel betroffen waren, und nicht wenige von ihnen, zumindest zum Teil, aufgrund mangelnder Vitamin-C-Zufuhr.

All das führt dazu, dass Kalziummangel im Knochen oft der Menopause angelastet wird. Die Wahrheit ist: Zahlreiche Fälle von Osteoporose sind in erster Linie Folge einer falschen Ernährung.

Wenig sinnvoll ist daher auch, was manchen Frauen nahegelegt wird, nämlich sich mit Östrogen-Behandlungen sozusagen auf die Menopause »vorzubereiten«. Zahlreiche wissenschaftliche Artikel zum Thema haben gezeigt, dass die Verabreichung solcher Präparate das Brustkrebsrisiko erhöht (*Science et Vie,* Nr. 866, November 1989). Es ist statistisch erwiesen, dass Frauen nach der Einnahme von Östrogen im Vergleich zu Frauen ohne Hormonbehandlung ein um 30 Prozent erhöhtes Risiko haben, an Brust- oder Gebärmutterkrebs zu erkranken.

Doch nicht nur das: In der Zeitschrift *NPQ (Noticias para Químicos),* herausgegeben vom Chemikerkollegium in Barcelona, werden in Nummer 321 vom April 1990 verschiedene Stoffe als »nachweislich«, »wahrscheinlich« und »möglicherweise krebserregend« klassifiziert. Unter den »nachweislich krebserregenden« Stoffen finden sich:

Östrogene als Hormonersatztherapie
Östrogene als Steroide.

Darüber hinaus ist die Aussage, ein Mangel an weiblichen Hormonen führe zu brüchigen Knochen, einfach nicht stichhaltig. Wäre dem so, müssten sich Männer ständig die Knochen brechen. Andererseits konnte kürzlich nachgewiesen werden, dass Knochenzellen nicht über Östrogenrezeptoren verfügen. Das legt die Vermutung nahe, dass diese Hormone nichts mit der Knochenneubildung zu tun haben, dass ein Mangel daran also auch nicht zu Osteoporose führen kann.

Frauen, die sich keiner Hormonbehandlung unterziehen, Osteoporose und Knochenbrüche vorauszusagen, ist also schlichtweg falsch.

Kalziumabbau und Arteriosklerose: Verkalkung von Gefäßen und Herzklappen

Betrachtet man Röntgenaufnahmen von Menschen mit Kalziumabbau, sind nicht nur abgenützte Wirbel und eine geringe Knochendichte zu erkennen, sondern auch das Muskelgewebe als weißliche Wolke: Das wird daran ersichtlich, dass sich die Umrisse von Armen, Oberschenkeln oder Brust abzeichnen. Aber auch eine deutliche Verkalkung der Hohlgefäße wie Arterien oder Bronchien ist beim Röntgen festzustellen.

Viele Betroffene hatten nie mit dem Risikofaktor »erhöhte Blutfettwerte« zu kämpfen, leiden aber unter deutlicher Hör- und Sehschwäche, die durch Arteriosklerose (Arterienverkalkung) entsteht. Das heißt, die Gefäßwände verhärten infolge von Kalziumablagerungen, die wiederum durch zu viel frei zirkulierendes Kalzium im Blut entstehen. Da die meisten Kalziumsalze unlöslich sind, kristallisieren sie rasch und lagern sich in den unterschiedlichen Körpergeweben ab.

Nicht nur Kalziumtriphosphat und basische Phosphate, sondern auch Carbonate, Palmitate und Stearate sind im Allgemeinen schwer löslich. Auch hier kommt es häufig zu Ablagerungen, die Herzklappen verkalken und es entstehen Störungen der Herzfunktion.

Es gilt: 99 Prozent des Gesamtkalziumgehalts im Körper muss in den Knochen eingelagert sein. Ist dem nicht so, wird zu viel freies Kalzium an das Blut abgegeben, das sich schließlich in unterschiedlichen Geweben ablagern kann, insbesondere aber in den Arterien und Bronchien.

Kalziumabbau und Arthrose

Wenn Kalziumabbau im Knochen durch einen Mangel an Vitamin D entsteht, wird oft nicht gleich von einer Arthrose (»Gelenkverschleiß«) ausgegangen. Mit Vitamin D unterversorgt können zum Beispiel Menschen sein, die ausschließlich fettreduzierte Produkte konsumieren und tierische Fette meiden, aber auch jene, die Paraffinöl als Abführmittel einsetzen.

Wird der Kalziumabbau hingegen durch einen Mangel an Eiweiß, Phosphor, Magnesium oder Vitamin C ausgelöst, dann liegt gleichzeitig eine Arthrose vor, die fortschreitet, je länger dieser Mangel besteht und je massiver er ist.

Wir erinnern uns: Damit Kalziumphosphat sich im Knochen einlagern und ihn verfestigen kann, muss im Knochen ein Kollagengerüst vorhanden sein. Kollagen ist nicht nur Grundbestandteil von Knochen, sondern auch von Knorpeln, Sehnen und Zähnen, und große Mengen davon finden sich weiters in den Blutgefäßen, im Zahnfleisch und in bestimmten Hautschichten.

Werden nicht genug Nährstoffe zugeführt, um Kollagen nachzubilden, wirkt sich das auch negativ auf die Zellerneuerung der Kollagenstrukturen im Körper aus. Abgebautes Kollagen etwa in den Gelenken wird dann nicht nachgebessert. Dies führt zur Arthrose. Sie äußert sich in Schmerzen, Gelenkknacken, Bewegungseinschränkungen und in vielen Fällen auch durch Entzündungen.

Symptome wie Müdigkeit, Krämpfe, Ameisenlaufen, Herzrhythmusstörungen etc. hingegen sind nicht durch die Arthrose selbst bedingt, sondern durch Magnesiummangel. Dieser wiederum ist besonders in Ländern verbreitet, die in der Landwirtschaft überwiegend chemischen Dünger einsetzen, auch wenn heute immer noch manche Ärzte anderer Meinung sind. In den USA haben Studien gezeigt, dass mehr als 70 Prozent der Bevölkerung von Magnesiummangel betroffen sind. Etwa 35 Prozent von ihnen nehmen weniger als die Hälfte der empfohlenen Tagesdosis zu sich.

Konzentrationsstörungen und mangelnde Merkfähigkeit wiederum sind Folge der deutlich verminderten Zufuhr von Phosphor bzw. Lecithin, das vor allem in Innereien und Eigelb enthalten ist. Sehr häufig wird der Nahrung deshalb Sojalecithin zugesetzt.

Nicht zu vergessen Vitamin C, das vergleichsweise einfach über frisches Obst und Gemüse zugeführt werden kann, aber gerade von Männern oft vernachlässigt wird.

Auch Proteine sollten Sie, auf mindestens drei Mahlzeiten täglich verteilt, zu sich nehmen.

Ich kann mich erinnern, dass in meiner Jugend nicht nur Männer am Stock gingen, die sich – sei es im Krieg oder bei der Arbeit – Verletzungen zugezogen hatten, sondern auch Menschen mit Kniefehlstellungen. Zu diesen Fehlstellungen zählen etwa die landläufigen O-Beine (»Genu varum«). Dabei ist der Unterschenkel im Vergleich zum Oberschenkel nach innen geneigt. Zu meiner Zeit waren davon Menschen betroffen, die als Säuglinge nicht genug Milch bekamen und von einer Amme mitversorgt werden mussten. Damals gab es keine künstliche Babynahrung, und viele Säuglinge vertrugen keine Kuhmilch. Sie wurden von früh an mit Brotsuppen und ähnlichen Alternativen gefüttert, die aber arm an Kalzium und Phosphor waren. Dadurch konnten sich ihre Knochen nicht verfestigen, und wenn die Kinder zu gehen begannen, bogen sich die Knochen unter ihrem Gewicht. Ihre Gelenke, besonders die Knie, konnten ihre Funktion nie korrekt ausüben, was zu übermäßiger Abnützung besonders der Innenseite der Kniegelenke und des Innenmeniskus führte – ein irreversibler Prozess, der sich im Alter dadurch äußerte, dass sich diese Menschen auf einen Stock stützen mussten.

Heute sind diese Beschwerdebilder massiv häufiger geworden. Viele Frauen leiden früh unter Abnützungserscheinungen von Hüfte oder Knie und brauchen schon in ihren Fünfzigern eine Gehhilfe. Zwar kommt dies auch bei Männern vor, aber es ist extrem auffällig, dass wesentlich mehr Frauen mit Krücken gehen als Männer, in wohlhabenden ebenso wie in ärmeren Schichten.

Vor einigen Monaten marschierte ich an einem Werktag um die Mittagszeit an einer zentral gelegenen Kirche vorbei, als gerade eine Messe zu Ende war und einige Frauen herauskamen. Von sieben Frauen, die meinen Weg kreuzten, gingen tatsächlich vier am Stock. Es waren gut situierte Frauen, eine wurde sogar von ihrem Chauffeur erwartet, und vermutlich hatten sie alle jemanden, der für sie um diese Zeit das Kochen erledigte.

Tatsache ist: Es ist ein gänzlich neues Phänomen, dass auch in einer gut ernährten gesellschaftlichen Schicht viele Frauen Krücken brauchen.

In den vergangenen dreißig oder vierzig Jahren muss sich also in unserer Ernährung etwas Grundlegendes geändert haben, wenn es zu einer so hohen Anzahl an Arthrosepatienten kommen konnte – Menschen, die sich theoretisch ausgewogen und gehaltvoll ernähren können. Und auch wenn ich für manche noch immer als »schlecht dokumentiert« verschrien bin, ich garantiere Ihnen: **Der Großteil dieser Betroffenen, ob Männer oder Frauen, leidet an Magnesiummangel – und viele gönnen sich kein vollwertiges Frühstück, das alle wichtigen Nährstoffe enthalten sollte.**

Kalziumabbau und Schädigung von Sehnen, Blutgefäßen und Zahnfleisch

Menschen, die nicht genügend Kollagen produzieren, leiden nicht nur an den schon erwähnten Beschwerden, sondern haben außerdem meist geschwächte Sehnen. Sehnen sind bandartige, faserige Schnüre aus Bindegewebe, mit denen die Muskeln an Knochen und Organen verankert sind. In den Sehnen sind die Kollagenfäden parallel gebündelt angeordnet. Sie dienen der Energieübertragung und halten erhöhter Belastung durch Zug und Druck stand.

Sind die Sehnen geschwächt, äußert sich das durch häufige Verstauchungen etwa des Knöchels, Skoliose (Verkrümmung) der Wirbelsäule, aber auch schmerzhafte und oft langwierige Zerrungen bei Belastungen und ruckartigen Bewegungen.

Auch solche Beschwerden sind häufiger geworden, sie beginnen bereits in jüngerem Alter. So berichtete mir eine Grundschullehrerin aus Valencia, dass sie in all den Jahren ihrer Arbeit mit Kindern nie so viele junge Leute mit Knochen- und Sehnenproblemen sah wie heute. Nicht selten waren bei den Betroffenen Gipsverbände, Krücken oder sogar Operationen notwendig.

Und der Präsident eines Rugby-Clubs im Baskenland schrieb mir die folgenden Zeilen: »Ich bin Präsident eines kleinen Rugby-Clubs. Dort beobachte ich in letzter Zeit mit Sorge den Nachwuchs: Diejenigen, die sich für unsere Disziplin entscheiden, sind genau die mit den stärksten und gravierendsten Verletzungen (Muskelfaserrisse, Schlüsselbein-, Schienbein- und Wadenbeinbrüche). Ich bin immer stärker davon überzeugt, dass es sich dabei um ein Ernährungsproblem handelt, und das habe ich den Eltern dieser Jugendlichen auch mitgeteilt ...«

Bei Fußballern und anderen Profisportlern können wir dasselbe ausmachen: Zahlreiche Verletzungen der Knochen, Gelenke und Sehnen, die oft dazu führen, dass die Betroffenen ihren Sport aufgeben müssen.

Ein Vitamin-D-Mangel kann in diesem Fall ausgeschlossen werden, immerhin bewegen sich diese jungen Leute viel im Freien und tanken Sonnenlicht. Außerdem nehmen sie in der Regel eher zu viele tierische Fette zu sich (vergleiche dazu mein Buch *Cholesterin und Ernährung*) – das zeigt sich nicht zuletzt darin, dass spanische Kinder und Jugendliche die höchsten Cholesterinwerte Europas haben.

Das Problem liegt in der mangelnden Kollagenbildung. Ich kann daher nicht oft genug wiederholen: Damit sich dieser Eiweißstoff bilden kann, braucht es, wie für alle anderen Proteine auch, Aminosäuren, Phosphor, Magnesium. Nicht zu vergessen Vitamin C! Fehlt es an Vitamin C, kann sich Kollagen nicht in ausreichender Menge bilden.

Darum halte ich es für so wichtig, dass Zitrusfrüchte oder Zitrussaft zum Frühstück ein Teil der täglichen Morgenroutine sind. Dazu Ei, Schinken oder Speck, Käse, Thunfisch, … Kurzum: eiweißreiche Nahrung.

Wenn Kinder im Schlaf sprechen, nach dem Schlafen nicht erholt sind oder schnell ermüden, unter Muskelkrämpfen oder Ameisenlaufen leiden, über zuckende Lider klagen, Schmerzen in der Brust haben oder sagen, dass sie im Sitzen oder Liegen »Herzweh« haben, oder wenn der Arzt ihnen Herzrhythmusstörungen attestiert, leiden sie mit höchster Wahrscheinlichkeit unter Magnesiummangel. Im Blutbild sollte der Magnesiumwert bei Kindern 2,2 bis 2,6 mg/cm^3 betragen, das sind zwei Milliäquivalente oder ein Millimol, je nachdem, von welcher Einheit man ausgeht.

Wenn Kinder oder Jugendliche sagen, dass sie »verwirrt« sind, Gelerntes nicht behalten oder nicht »in den Kopf bekommen« – besonders, wenn sie eigentlich gute Schüler sind –, ist die Gabe von Sojalecithin angezeigt. Das ist die beste Weise, zusätzlich zur Ernährung Phosphor zuzuführen.

Bleibt das Problem bestehen, äußert sich das meist in erhöhter Blutungsneigung, Blutergüssen schon bei leichten Stößen, besonders bei Mädchen und Frauen, und außerdem Zahnfleischbluten.

All diese Symptome sind Hinweise auf ein und dasselbe Problem: Mangelnde Kollagenbildung oder Kollagennachbildung in Sehnen, Blutgefäßen und Zahnfleisch.

Kalziumabbau und Nierensteine

Ich habe es an anderer Stelle schon erwähnt: Von den ungefähr 1,25 Kilogramm Kalzium in unserem Körper sollten 99 Prozent im Knochen gebunden sein, nur etwa 12 Gramm im Blut und im weichen Gewebe. Verlieren nun die Knochen ihre Fähigkeit, Kalzium einzulagern, ist das freie Kalzium im Körper erhöht. Die Niere muss dieses Zuviel an Kalzium über den Harn ausscheiden.

Wenn aber von einem Element, das unlösliche Salze bildet, im Körper zu viel vorhanden ist – und Kalzium bildet ja Salze in Form von Oxalaten, Phosphaten und Uraten –, kommt es durch den sogenannten »Effekt des gemeinsamen Ions« zu einer verstärkten Bildung von Nierensand und Nierensteinen.

Wenn nun ein Osteoporose-Patient (der kein oder zu wenig Kollagen bildet) auch noch Kalzium als Nahrungsergänzung aufnimmt, zirkuliert noch mehr freies Kalzium in seinem Organismus, und das Problem wird – wenig überraschend – nur noch weiter verstärkt.

Kortikoide und Kalziumabbau

Es gilt heute als gängige Praxis, zur Arthrose-Behandlung oral, über den Muskel oder als Infiltration direkt in die betroffene Stelle Kortikoide zu verabreichen. Ich möchte Ihnen hier die Wirkung von Kortikoiden verdeutlichen. Dazu fasse ich einige Abschnitte aus der *Medizinischen Biochemie* von Harper (1986) zusammen:

»Glukokortikoide stimulieren die Glukoneogenese (das heißt, die Bildung von Glukose, Anm.) und steigern die Speicherung von Glykogen in der Leber, indem sie die Proteolyse, also den Abbau von Proteinen, in Gang setzen.

Mineralokortikoide beeinflussen den Elektrolyt-Transport. Sie verlangsamen die Ausscheidung von Natriumchlorid und fördern die Ausscheidung von Kalium und Wasserstoff besonders über die Niere, wobei der Kalziumspiegel im Blut absinkt.

Sowohl Glukokortikoide als auch Mineralokortikoide werden in erster Linie über die Leber verstoffwechselt und über Harn, Stuhl und Schweiß ausgeschieden.

Glukokortikoide bauen im Allgemeinen den Proteinstoffwechsel der Niere auf und wirken an anderen Stellen, darunter Muskelgewebe, Haut und Knochen, katabol, also abbauend. Zudem wirken sie sich negativ auf die körpereigene Abwehr und das Immunsystem aus: Hohe Konzentrationen von Glukokortikoiden unterdrücken die Immunantwort, indem sie Lymphozyten zerstören. Sie setzen die wichtige Antikörperproduktion durch B-Zellen (B-Lymphozyten, weiße Blutkörperchen) sowie die Funktion der T-Zellen (T-Lymphozyten, weiße Blutzellen) herab. Dieser Effekt tritt bei Autoimmunerkrankungen auf und soll bei Transplantationen Abwehrreaktionen verhindern.

Glukokortikoide wirken auch entzündungshemmend. Dieser Effekt ist der Hauptgrund für ihren therapeutischen Einsatz. Sie unterbinden die Rekrutierung von Leukozyten am Entzündungsherd und verhindern so die Ausschüttung der Substanzen, die bei der Entzündungsreaktion eine Rolle spielen.

Nun hemmen diese Hormone (Kortikoide) sowohl die Verbreitung von Fibroblasten an der entzündeten Stelle als auch einige Fibroblastenfunktionen, wie die Bildung von Kollagen und Fibronektin. (Fibroblasten sind Zellen, die unter anderem für die Produktion von Kollagen zuständig sind.)

Diese Wirkungskombination erklärt, warum bei Patienten, denen Kortikoide verabreicht wurden, die Entzündungsantwort des Körpers herabgesetzt ist. Dazu kommt eine verzögerte Wundheilung, erhöhte Anfälligkeit für Infektionen und die Unterdrückung der Kollagennachbildung mit nachfolgendem Kalziumabbau. Die Arthrose verschlechtert sich, die Sehnen werden geschwächt, Blutgefäße geschädigt und brüchig, es kommt zu Zahnfleischschwund.

Kortikoide greifen außerdem in den Kalziumstoffwechsel ein, da sie die Kalziumaufnahme aus dem Darm reduzieren. Dies vermutlich, weil sie die Bildung von Calcitriol oder Vitamin D verhindern, aber auch, weil sie die Kalziumresorption der Niere herabsetzen und den Übertritt von Kalzium aus der Extrazellulärflüssigkeit ins Zellinnere fördern.«

Liest man diese Ausführungen aufmerksam, so wird klar, dass Kortikoide in zweierlei Hinsicht die Kalziumversorgung des Knochens gefährden: Sie hemmen die Bildung von Kollagen als Trägerstruktur, und sie reduzieren jene Reaktion im Körper, durch welche die aktive Form von Vitamin D entsteht (1,25-Dihydroxycholecalciferol oder Calcitriol).

Der Körper wird also daran gehindert, Vitamin D selbst herzustellen. Gleichzeitig wird ihm die Trägersubstanz für Kalzium genommen: ein doppelter Angriff auf das Knochenkalzium. Es verwundert daher wenig, dass kortikoidbehandelte Patienten besonders gravierende Fälle von Kalziumabbau darstellen.

Trotzdem wird genau diese Behandlung sehr vielen Arthrose-Patienten weiter verschrieben – obwohl man weiß, dass sie keine positive Wirkung auf den belasteten Knorpel hat, dass sie Leber, Bauchspeicheldrüse, Nieren, Magen und Darm belastet und darüber hinaus sogar das Ausgangsproblem, die Arthrose, mit ihrer negativen Wirkung auf Knochen und Knorpel, eher verschlechtert.

In seinem Buch *Reumatología clínica* (Klinische Rheumatologie) schreibt auch Dr. Borrachero del Campo in einem Kapitel zur Arthrose-Behandlung:

»Eine Arthrose-Therapie mit Kortikosteroiden, die über längere Zeit oral verabreicht werden, ist in jedem Fall kontraindiziert. Die Gefahr von gravierenden Nebenwirkungen steht in keinem Verhältnis zu ihrer rein symptomatischen Wirkung auf die Arthrose selbst. Zu beachten ist, dass Kortikosteroide Einfluss auf die Synthese von Mucopolysacchariden haben und den Zerstörungsprozess im Gelenk noch beschleunigen können.«

Auch die Infiltrationstherapie mit Kortikoiden beeinträchtigt – nicht selten schwerwiegend – Knochen und Knorpel. So liegt mir der traumatologische Bericht über eine 52-jährige Patientin vor, in dem es heißt: »Aktuell fehlende Kongruenz der Gelenkoberflächen, ausgeprägte Zerstörung des Knorpelgewebes und Osteophytose. Die Vermutung liegt nahe, dass eine Reihe intraartikulärer Injektionen im Jahr ... diese ausgeprägte Gelenkzerstörung verstärkt hat.« Weiter unten heißt es: »Es muss eine Behandlung mit einfachen Analgetika erfolgen, Mischpräparate und ›Cocktails‹ mit Steroiden sind zu meiden, da diese kontraindiziert sind.«

Und tatsächlich: In den eigenen Reihen empfehlen Ärzte bei Arthrose nichts anderes als Ruhe, warme Auflagen, bestimmte Gymnastikübungen, zum Beispiel in warmem Wasser, sowie die klassischen Schmerzmittel. Einige jüngere Mediziner geben außerdem Magnesium. **Doch soweit ich es von Patienten höre, wird der Faktor Ernährung noch immer viel zu sehr vernachlässigt,** selbst unter Angehörigen, deren Ernährungsgewohnheiten man kennt. **Dabei wäre es mit der passenden Ernährung möglich, nicht nur**

ausreichend Magnesium, sondern auch Phosphor zuzuführen, um unsere Knorpel bei Arthrose und Kalziumverlust zu stärken – ganz ohne Nahrungsergänzungsmittel. Nur wer auf tierische Fette verzichtet, müsste in diesem Fall das ebenfalls wichtige Vitamin D anderweitig ergänzen.

Zusammenfassung

Der Kalziumabbau im Knochen ist also grundsätzlich die Folge von zwei Ursachen:

ERSTENS:

Der Organismus des Betroffenen bildet nicht genug Kollagen, jenes Protein, das Hauptbestandteil der Knochenmasse ist. Kollagen (auch unter seinem alten Namen »Ostein« bekannt) ist unabdingbar für die Einlagerung von Kalziumphosphat-Kristallen, die durch ihre unlösliche Bindungsstruktur die Knochensubstanz hart und stabil machen.

Wenn ein diagnostizierter Kalziumabbau vor allem auf diese Problematik zurückzuführen ist, so spricht man von »Osteoporose«. Primäre Beschwerdebilder sind Abnutzung der Wirbel sowie brüchige Knochen. Doch da Kollagen der Baustoff nicht nur für das Skelett, sondern auch für Gelenke, Sehnen, Zahnfleisch und Gefäßwände ist, kommt es zusätzlich zu Arthrose, Sehnenschwäche, Zahnfleischbluten und gelegentlich, vor allem bei Frauen, auch zu häufigen Blutergüssen an Armen und Beinen.

Wird in der Knochenmatrix nicht genug Kollagen nachgebildet und eingelagert, hat das zusätzliche Folgen: Die Blutgefäße und die Herzklappen verkalken, außerdem entstehen unerwünschte Kalkablagerungen an unterschiedlichsten Stellen im weichen Gewebe. Das kann die Ohren betreffen und zu Ohrgeräuschen und Gehörverlust führen, aber auch die Nieren, wo Kalziumoxalat in den Harn gelangt oder sich ablagert und Nierensand oder gar Nierensteine bildet. Nierensteine sind in der Regel Kalziumoxalate, an denen sich nach und nach auch Kalziumphosphate oder gar Kalziumurate angelagert haben.

Bei diesen Betroffenen findet man aber auch verkalkte Bronchien und weiße Kalkstrukturen in der Lunge.

Im gesunden Organismus müssten **99 Prozent des gesamten Körperkalziums in den Knochen gebunden sein.** Ist das nicht der Fall, gelangt das Kalzium in nahezu alle Gewebestrukturen, und es kommt dort zu einem Kalziumüberschuss. Meist ist das Körperkalzium zudem in Salzen – Palmitaten, Stereaten, Carbonaten etc. – gebunden und damit unlöslich oder nur schwer wasserlöslich. Die Folge: Es lagert sich ab.

Wie lassen sich diese Probleme vermeiden? – Die Antwort liegt in der Ernährung. Dazu muss die Nahrung ausreichend Proteine, Phosphor, Magnesium und Vitamin C liefern, also jene Nährstoffe, die für die Nachbildung von Kollagen benötigt werden. Natürlich darf auch Kalzium nicht fehlen. Dazu genügt ein ausreichender Verzehr von Milch und Milchprodukten wie Joghurt oder Käse. Auch Soja und Sojamilch sind reich an Kalzium, ebenso Hülsenfrüchte und Mandeln.

Phosphor ist besonders in Innereien wie Hirn, in Eigelb, Meeresfrüchten sowie einigen Samen und Nüssen enthalten, etwa Mandeln, Walnüssen, Haselnüssen und wiederum in Hülsenfrüchten.

Innereien und Eigelb als Phosphorlieferanten werden heute kaum noch empfohlen, umso weniger, als viele Menschen mit hohen Cholesterin- oder Harnsäurewerten zu tun haben. Stattdessen empfehlen wir Sojalecithin als Nahrungsergänzung.

Das Hauptproblem der Osteoporose ist aber der Mangel an organischer Substanz, dem Kollagen. Es macht den Knochen formbar und flexibel, sodass er bei Druck nachgibt, anstatt zu brechen.

Gleichzeitig ist Kollagen auch die Trägerstruktur, in der sich Kalzium einlagert, also der mineralische Anteil des Knochengewebes. Kalzium wiederum gibt dem Knochen die nötige Festigkeit und Stabilität, sodass er den Körper stützt und sein Gewicht trägt, ohne sich zu verformen. Wird also das Kollagen, das im Knochen abgebaut wird, nicht nachgebildet, geht die Trägerstruktur verloren und der Knochen kann das Kalzium nicht halten, selbst wenn es ausreichend im Körper vorhanden wäre!

Es ist also nicht unmittelbar ein Mangel an Mineralstoffen (Kalzium etc.), der den Knochen brüchig macht, sondern der Mangel an Kollagen.

ZWEITENS:
In einem zweiten Schritt ist die Vitamin-D-Versorgung zu bedenken, weil auch **Vitamin D unerlässlich für die Aufnahme und Einlagerung von Kalzium im Knochen ist.** Damit berühren wir einen umstrittenen Punkt. Denn die gängige Ernährungsweise verzichtet vielfach auf tierische Fette wie Speck, Innereien, Butter, Vollfett-Milch und -Joghurt und führt damit zu einer Unterversorgung – nicht nur mit Vitamin D, sondern auch mit Vitamin A.

Um diese Verluste auszugleichen, würde ein Aufenthalt in der Sonne von einer Stunde pro Tag (im Badeanzug) genügen, um Vitamin D zu bilden, kombiniert mit rohen oder gekochten Karotten, um Vitamin A zuzuführen.

Wem das aufgrund des Klimas oder der Hautgesundheit nicht möglich ist, der sollte Lebertran einnehmen, zum Beispiel in Form von Lebertran-Perlen, und nach Möglichkeit die Vitamin-D-Zufuhr durch Sonnenlicht ergänzen.

In Einzelfällen kann es trotz korrekter Ernährung zu einem Vitamin-D-Mangel kommen – zum Beispiel durch einen Faktor, auf den mich ein spezieller Fall aus meiner Praxis gebracht hat: Der Einsatz von Abführmitteln auf Paraffinbasis kann den Nährstoffhaushalt aus dem Gleichgewicht bringen, weil dieses Mineralöl fettlösliche Vitamine – wie Vitamin D – ausschwemmt. Besagte Patientin litt unter einem stark ausgeprägten Kalziumabbau, jedoch ohne Arthrose, und sie ernährte sich ausgewogen. Als sie mir aber berichtete, dass sie seit ihrer Jugend ihre Verdauung mit Paraffinöl zu regulieren versuchte, wurde klar, wie es zu ihren abgenützten Wirbeln und dem generalisierten Kalziumabbau kommen konnte, während ihre Knorpelmasse praktisch gesund war.

Die mangelnde Kalziumeinlagerung im Knochen durch einen Mangel an Vitamin D wird auch »Osteomalazie« (Knochenerweichung) genannt. Man hat dieses Phänomen besonders häufig bei muslimischen Frauen beobachtet, die einerseits kaum tierische

Fette zu sich nehmen und andererseits, bedingt durch religiöse Kleidervorschriften, ihre Haut kaum dem Sonnenlicht aussetzen. Heute dürften sie dieses Problem häufig durch die Einnahme von Lebertran-Perlen kompensieren. Auf den Kanarischen Inseln zum Beispiel sieht man oft Menschen vom »blauen Volk« der Tuareg, die diese Lebertran-Perlen in großen Mengen kaufen.

Darüber hinaus beeinflussen zwei Hormone den Kalziumstoffwechsel im Knochen: Calcitonin und Parathormon. Dem Physiologen Clark T. Sawin zufolge war in Untersuchungen das Phänomen eines Calcitonin-Mangels jedoch nicht nachweisbar, nur erhöhte Calcitoninspiegel bei Personen mit »Osteopetrose« (Marmorknochenkrankheit) kommen vor. Und ein Mangel an Parathormon findet sich nur bei Menschen mit Erkrankungen der Nebenschilddrüse.

Solche Stoffwechselstörungen, wie sie auch Arthrose und Kalziumabbau darstellen, sind in der Regel die Folge einer unausgewogenen Ernährung und nicht hormoneller Erkrankungen.

Osteoporose schon im jungen Alter ist ein nicht zu vernachlässigendes neues Phänomen. Besonders betroffen sind Mädchen und jungen Frauen um die zwanzig. Auch bei Profisportlern kommt es zu wesentlich häufigeren und schwereren Verletzungen. Das Problem beschränkt sich jedoch nicht auf die Menschen: In Spanien finden sich Osteoporose und Arthrose auch bei Haustieren und bei Hühnern, Kälbern und Stieren. Und das nicht nur bei auf engem Raum gehaltenen Zuchttieren, sondern zum Beispiel auch bei Stieren, die im Stierkampf eingesetzt werden. In Madrid etwa mussten einmal an einem Nachmittag vier Rinder wegen Stürzen den Kampf abbrechen ...

Die Häufigkeit, mit der mangelnde Kollagenbildung auftritt, deutet jedenfalls auf ein weit verbreitetes Mangelphänomen hin, das so erst in der zweiten Hälfte des 20. Jahrhunderts aufgekommen und somit für uns noch relativ neu ist.

Weitere Informationen zum Thema finden sich in meinen Büchern *Die erstaunliche Wirkung von Magnesium* und *Kampf der Arthrose* (beide erschienen im Ennsthaler Verlag).

Glossar

Albuminoide
Veralteter Name für Eiweißstoffe oder Proteine.

Aminosäuren
Relativ einfache Moleküle, die die Fähigkeit haben, die Darmwand bzw. Zellwände zu überwinden. Durch Kettenbildung verbinden sie sich zu einem Protein (Eiweißstoff). Insgesamt kommen zwanzig verschiedene Aminosäuren in den Proteinen lebender Organismen vor.

Arteriosklerose
Wenn sich mit Kalzium angereicherte Fette und Cholesterin an den Gefäßwänden der Arterien ablagern, verkalken bzw. verhärten diese und werden brüchig.

ATP, Adenosintriphosphat
Sogenanntes »Hochenergiemolekül«, das für sämtliche biochemischen Prozesse im Körper gebraucht wird, in denen Arbeit geleistet wird – etwa beim aktiven Energietransport durch Zellwände, aber auch in der Biosynthese, d. h. der Bildung komplexer Stoffe aus einfachen Molekülen in lebenden Organismen. ATP-Moleküle gehen in der Regel Verbindungen mit Magnesium-Ionen ein.

Biokatalysator
Molekül, das chemische Reaktionen in Organismen beschleunigt.

Cholesterin
Fettstoff, der sich in den Zellwänden, in den Myelinscheiden (Markscheiden) des Nervengewebes und in der Galle findet. In der Gallenblase kann er sich ablagern und sogenannte Gallensteine

bilden, auch an den Gefäßwänden der Blutgefäße können Ablagerungen entstehen. Cholesterin wird im Körper zur Bildung von Gallensäuren, Hormonen der Nebenniere, Sexualhormonen und Vitamin D gebraucht.

Coenzym
Meist ein Vitamin oder Mineralstoff, der zusammen mit einem Protein (Eiweißstoff) ein Enzym bildet. Biokatalysatoren sind solche Enzyme.

Diät
Bedeutet so viel wie »Lebensweise«. Im heutigen Sprachgebrauch eine bestimmte Ernährungsweise, die empfohlen oder verschrieben wird, um ein Ungleichgewicht im Körper auszugleichen bzw. eine Störung oder Erkrankung zu behandeln.

DNS (engl. DNA), Desoxyribonukleinsäure
Findet sich als Molekül im Zellkern und ist Träger der Gene, die unsere Erbinformation enthalten. Sie besteht aus einer bestimmten Abfolge von Purin- und Pyrimidinbasen, deren Muster eine Art Code darstellt. Ein Strang von je drei Basen (Basentriplett) bildet eine Aminosäure; die Sequenz (Abfolge) bestimmt, um welche Aminosäure es sich handelt. Die DNS legt also unsere individuelle Zusammensetzung von Proteinen fest und damit gewissermaßen die Zusammensetzung des gesamten Organismus.

Enzym
Ein Biokatalysator.

Ergosterol
Auch Ergosterin genannt; ein Stoff, der sich in pflanzlichen Nahrungsmitteln findet und den der Körper unter Einwirkung von UV-Strahlung in Vitamin D umwandeln kann.

Essenzielle Nährstoffe
Stoffe, die der Körper nicht selbst herstellen kann und die deshalb über die Nahrung zugeführt werden müssen. Essenzielle Fettsäuren sind jene, die wir mit der Nahrung aufnehmen müssen. Die wichtigste unter ihnen ist die Linolsäure mit 18 Kohlenstoffatomen und zwei Doppelbindungen. Aus Linolsäure bildet der Körper die sogenannten Prostaglandine (Gewebehormone).

Fettsäuren, gesättigte
Gesättigte Fettsäuren sind jene, deren Atombindungen alle besetzt sind, sie enthalten keine Doppelbindungen. Fette, die nur oder überwiegend gesättigte Fettsäuren enthalten, sind bei Raumtemperatur meist dickflüssig oder fest. Die meisten tierischen Fette sind gesättigte Fette, es gibt aber auch einige pflanzliche gesättigte Fette wie Palm- und Kokosöl sowie Kakaobutter.

Fettsäuren, ungesättigte
Sind Fette, die mindestens eine Doppelbindung enthalten. Sie sind vor allem in Pflanzenölen enthalten und meist flüssig.

Galle, Gallenflüssigkeit
Wird von der Leber produziert und ist an der Fettverdauung beteiligt.

Gastro-
Den Magen betreffend.

Glykogen
Auch tierische Stärke oder Leberstärke genannt, wird von der Leber aus Glukose gebildet und ist damit eine Speicherform für Kohlenhydrate. Sinkt der Glukosegehalt im Blut ab, kann aus Glykogen rasch wieder Energie bereitgestellt werden.

Glukose
Auch als Traubenzucker oder pflanzliche Stärke bezeichnet. Eine Form des Zuckers, die sich in Früchten (u. a. in Trauben) oder

Honig findet. Glukose gehört zu den komplexen Zuckern und bildet jene Stärke, die wir in Form von Mehl bzw. Getreidestärke zu uns nehmen.

Pflanzen bilden aus Glukose Zellulose, eine Substanz, die die Zellwände verdickt und stützt. Im Gegensatz zur Stärke kann Zellulose vom Menschen nicht verdaut werden, sie passiert den Darm und wird wieder ausgeschieden. So regt Zellulose die Verdauungstätigkeit an und regelt die Darmentleerung.

Ionen
Elektrisch geladene Teilchen (Atome oder Atomgruppen). Magnesiumionen zum Beispiel sind Magnesiumatome, die zwei Elektronen abgegeben haben und daher positiv geladen sind.

Kalorie, Kilokalorie
Ist eine (alte) Einheit für die Wärmemenge. Sie ist definiert als die Energie, die nötig ist, um 1 Gramm Wasser um 1 Grad zu erwärmen.

Karotin
Eine Vorstufe oder »Provitamin« von Vitamin A, die sich in Pflanzen findet. Der Körper kann daraus selbst Vitamin A herstellen.

Kasein
Einer der Eiweißstoffe, die in Milch enthalten sind. Andere Proteine in der Milch sind Lactalbumin und Lactoglobulin.

Katalysator
Stoffe, die chemische Reaktionen beschleunigen, nennt man Katalysatoren.

Kollagen
Ein in großen Mengen im Körper vorhandenes Protein, das wichtig für die Zusammensetzung von Knorpeln, Sehnen und Bindegewebe ist. Kollagen allein macht mehr als ein Drittel des gesamten Körpereiweißes aus.

Kohlenhydrate
Chemische Stoffklasse, auch Saccharide genannt. Dazu gehören vor allem Zucker und Stärke. 1 Gramm Kohlenhydrate liefert dem Körper 4 Kalorien an Energie.

Laktose
Milchzucker. Im Joghurt wird Laktose durch die Aktivität bestimmter Bakterien in Milchsäure umgewandelt.

Lipide
Gruppe von untereinander mischbaren Stoffen, zu denen Fette und Sterine zählen. Zu ihnen gehört auch das Cholesterin.

Lysin
Eine essenzielle Aminosäure, die über die Nahrung zugeführt werden muss. Kürbiskerne und Lachs etwa sind reich an Lysin, Reis und Weizen enthalten wenig Lysin.

Mangel
Wenn ein bestimmter Nährstoff oder ein Spurenelement dem Körper nicht (ausreichend) über die Nahrung zugeführt wird, entsteht ein Mangel. Das Phänomen der Mangelerscheinung wurde im Zusammenhang mit bestimmten Vitaminen erstmals entdeckt. Bei einem (noch) wenig ausgeprägten Mangel spricht man von Unterversorgung.

Messenger-RNA (tRNA)
Auch Boten-RNA genannt; sie überträgt genetische Information. Damit eine Zelle ein bestimmtes Protein bilden kann, öffnen bestimmte Enzyme die DNA an der Stelle, an der dieses Protein codiert ist. Dort dockt die Messenger-RNA an, liest und speichert das Transkript des betreffenden DNA-Codes. Wie ein Datenträger enthält und überträgt sie somit die Information darüber, welche Aminosäuren sich in welcher Reihenfolge verbinden müssen, um das benötigte Protein zu bilden.

Methionin
Essenzielle Aminosäure, die über die Nahrung zugeführt werden muss. Ein hoher Gehalt findet sich etwa in Paranüssen und Lachs, wenig Methionin enthalten Kuhmilch und Maismehl.

Neurotransmitter
Stoffe, die die Übertragung von Nervenimpulsen zwischen Neuronen (Nervenzellen) ermöglichen.

Plaques
Ablagerungen von Lipiden (Fette und Cholesterin) und Blutgerinnseln in den Blutgefäßen.

Ribosomen
Partikel im Zellplasma, in denen die Proteine gebildet werden. Ribosomen bestehen aus zwei Untereinheiten, die gekoppelt werden, wenn die Messenger-RNA mit dem Code für das zu bildende Protein andockt. Für die Koppelung wird Magnesiumchlorid benötigt. Reicht die Konzentration an Magnesiumchlorid im Zellinneren nicht aus, zerfallen die Untereinheiten und das Protein kann nicht gebildet werden.

Sättigung, gesättigt
Wenn Fettsäuren keine Doppelbindungen aufweisen, spricht man von gesättigten Fettsäuren. Fette mit (überwiegend) gesättigten Fettsäuren sind bei Raumtemperatur fest oder pastös. Im Körper können sie an Gefäßwänden Ablagerungen bilden, was die Gefäße verengt und die Blutzirkulation erschwert. Die meisten gesättigten Fette sind tierische Fette, Fischöle hingegen sind ungesättigt.

Stärke
Komplexes Molekül aus Tausenden von Glukosemolekülen. Im Lauf des Verdauungsprozesses wird Stärke in diese einzelnen Moleküle aufgespalten. Stärke zählt zu den Kohlehydraten und liefert 4 Kalorien pro Gramm an Energie.

Transfer-RNA (tRNA)
Sind Ribonukleinsäuren, die in der Proteinbildung eine Rolle spielen. Sie haben eine sogenannte »Anticodonschleife«, die die Basentripletts (Codone) der Messenger-RNA analysiert und damit erkennt, welche Aminosäure sie codieren. So wird die Aminosäure der passenden tRNA zugeordnet, diese wird mit der Aminosäure beladen und kann sie an der passenden Stelle der entstehenden Proteinkette anknüpfen.

Unterversorgung
Ein bestimmter Nährstoff oder ein Spurenelement wird dem Körper nicht ausreichend über die Nahrung zugeführt. Bei starker und beständiger Unterversorgung kann ein Mangel entstehen, der Mangelerscheinungen (Fehlfunktionen) nach sich zieht.

Verdauung
Gesamtheit der biochemischen Abläufe im Körper, mit denen Nahrungsmittel in ihre Bestandteile zerlegt und so aufgegliedert werden, dass die Darmschleimhaut sie aufnehmen und der Organismus sie verwerten kann. Aus der Verdauung verschiedener Stoffe gewinnt der Körper unterschiedliche Bausteine, etwa aus Kohlenhydraten Glukose, aus Fetten Glycerin und Fettsäuren sowie aus den Proteinen Aminosäuren.

Vorstufe
Stoff, den der Organismus in eine andere, von ihm benötigte Form umbauen kann, etwa zu einem Vitamin.

Anhang 1: Nährstofftabellen

Lebensmittel	Kalzium	Magnesium	Eisen	Phosphor
	(mg je 100 g Lebensmittel)			
Getreide und Getreideprodukte				
Apfelkuchen	6,9	7	0,3	22
Brot, angebraten	10,1	14,5	1,27	61
Diabetikerbrot	12,3	61	1,78	89,1
Gerste, gekocht	3,4	6,8	0,23	70
Grieß	14	41	1	91
Haferflocken	55	124	4,12	368
Kekse/Kräcker	45,4	14,3	1,24	41
Krapfen, herausgebackenes Gebäck	69	0	0,6	276
Mais, ganzes Korn	21	82	3,6	258
Nudeln, gekocht	6,7	17,6	0,45	47
Reis, gebraten	2,8	10	0,33	65
Reis, gekocht	4	4,4	0,18	34
Roggenbrot	21	26	0,89	110
Sago	9,5	2	0,51	20
Schwarzbrot, Weizen	17,2	52,3	2,1	158
Semmel/Brötchen	19	0	1,2	52
Sojamehl	233	235	6,93	595
Vollkornweizenbrot	65	80	2,8	211
Weißbrot, Weizen	38	25	1,43	76
Weizenflocken	42	140	5,2	340
Zwieback	13,5	19,5	1,7	82

Lebensmittel	Kalzium	Magnesium	Eisen	Phosphor
	(mg je 100 g Lebensmittel)			
Hülsenfrüchte				
Bohnen, dick, gekocht	103	33,3	1,07	86,5
Bohnen, weiß, gekocht	87	45,3	1,6	110
Erbsen, gekocht	18	21,4	1,6	83,8
Kichererbsen, gekocht	35,5	36,2	2	96,3
Kidneybohnen, gekocht	43	65	1,7	97
Linsen, gekocht	18,5	16,6	2,2	95

Lebensmittel	Kalzium	Magnesium	Eisen	Phosphor
	(mg je 100 g Lebensmittel)			
Gemüse				
Artischocke, gegart	43,5	27,2	0,49	39,7
Aubergine, gegart	8,3	6,4	0,18	6,3
Blumenkohl/Karfiol, gegart	61	5,7	0,53	36
Bohnen, grün, gegart	38,6	10,1	1,2	17
Brokkoli, gegart	90	23	1,1	79
Champignons, roh	25	13	1,1	120
Endivie, roh	58	12	2,5	56
Gurke, roh	18	9	0,3	22
Karotten, gegart	32	7,6	0,6	24
Karotten, roh	44	15	0,8	34
Kartoffeln, frittiert	16	43,3	1,2	82
Kartoffeln, gebraten	12	32	0,9	59
Kartoffeln, gekocht	6,1	15	0,48	32
Knoblauch	10	25	2	140
Kohl/Kraut, gegart	58	7,3	0,47	16,4

Lebensmittel	Kalzium	Magnesium	Eisen	Phosphor
	(mg je 100 g Lebensmittel)			
Gemüse				
Kohl/Kraut, roh	61	14,8	0,9	36
Kohlsprossen	26	10,6	0,8	49
Kopfsalat, roh	29	10,5	0,9	27
Kresse, roh	192	24	2,9	49
Kürbis, gegart	16,2	4,3	0,31	18,7
Lauch, gegart	60,5	12,5	2	27,5
Mangold, gegart	51	81	1,8	39
Paprika, gegart	8	11	0,8	16
Paprika, roh	11	12	0,4	26
Petersilie	240	52,2	5,3	92
Pilze, gegart	3,5	16	1,25	166
Rettich, roh	43	13	1,3	27
Rotkohl/Rotkraut, gegart	29,3	10,7	0,21	21
Rübe, rot, gegart	27	16,9	0,7	29
Rübe, weiß, gegart	55	6,6	0,8	27
Sellerieknolle, gegart	43	8,6	0,35	22
Sellerieknolle, roh	52,2	18	0,51	39
Spanische Artischocke	73	42	1,8	57
Spargel, gegart	21	10,4	1	56
Spinat, gegart	98	59,2	3	39
Süßkartoffel, gegart	27	12,3	0,65	47,1
Tomaten, gebraten	36	12,4	0,56	23
Tomaten, gegart	11	12	0,6	22
Tomaten, roh	11,5	13	0,5	24
Tomatensaft	7	10	0,4	15
Zucchini, gegart	21,4	3,9	0,17	18,6
Zwiebel, gebraten	61	14,8	0,59	59
Zwiebel, gegart	24,4	4,9	0,25	19
Zwiebel, roh	31,2	9,3	0,4	42

Lebensmittel	Kalzium	Magnesium	Eisen	Phosphor
	(mg je 100 g Lebensmittel)			
Nüsse und Trockenfrüchte				
Datteln, getrocknet	66	58	1,6	59
Dörrpflaumen	52	31	3,2	78
Erdnüsse, geröstet	62	171	2,3	382
Esskastanien, getrocknet	98	138	3,9	230
Feigen, getrocknet	212	86	3,4	91,5
Haselnüsse	240	99	3,8	317
Kakao (Pulver)	135	420	2,7	709
Kokos, frisch	16	45	4,1	110
Mandeln	250	252	4,3	453
Marillen/Aprikosen, getrocknet	88	65,2	4,6	118
Pfirsich, getrocknet	42	54,1	6,75	124
Pinienkerne	16	251	5,5	605
Rosinen	61	36	3	105
Walnüsse	81	185	2,9	410

Lebensmittel	Kalzium	Magnesium	Eisen	Phosphor
	(mg je 100 g Lebensmittel)			
Milch und Milchprodukte				
Blauschimmelkäse	528	23	0,3	392
Butter	24	4,6	0,2	20
Eis, Sahneeis	138	58	0,1	115
Emmentaler	900	52,6	0,9	758
Gruyère	1000	45	0,8	710
Hartkäse aus Schafsmilch (Manchego)	183	11	0,1	115
Joghurt	145	11	0,1	123
Kuhmilch	120	14,5	0,1	95

Lebensmittel	Kalzium	Magnesium	Eisen	Phosphor
	(mg je 100 g Lebensmittel)			
Milch und Milchprodukte				
Kondensmilch (gezuckert)	285	36	0,2	238
Kuhmilch, fettarm	120,5	14,5	0,1	93
Milchpulver	965	112	0,6	745
Roquefort	750	30	1	392
Sahne, frisch	76	9,3	3,3	32
Schafsfrischkäse	450	25	0,6	360
Topfen/Quark, mager	92	12	0,4	160

Lebensmittel	Kalzium	Magnesium	Eisen	Phosphor
	(mg je 100 g Lebensmittel)			
Eier				
Ei, ganz, roh	56	14	2,1	190
Ei, gekocht	54	12,3	2,5	209
Eigelb, roh	142	16,3	5,9	495
Eiweiß, roh	8,8	11,5	0,15	19
Omelett (1 Ei)	39	8,4	1,63	143
Rührei	66	12	2	180
Spiegelei	81	13,9	2,3	230

Lebensmittel	Kalzium	Magnesium	Eisen	Phosphor
	(mg je 100 g Lebensmittel)			
Zucker und Süßigkeiten				
Bienenhonig	5	6	0,9	16
Bonbons, Sahnebonbons	121	2	2,1	82

Lebensmittel	Kalzium	Magnesium	Eisen	Phosphor
	(mg je 100 g Lebensmittel)			
Zucker und Süßigkeiten				
Marmelade, Konfitüre	16	2	0,4	11,1
Schokolade, Bitter-	98	228	5,1	411
Schokolade, Milch-	170	58,9	1,3	310
Zucker, braun	80	14	2,8	38
Zucker, weiß	1	0	0,2	0

Lebensmittel	Kalzium	Magnesium	Eisen	Phosphor
	(mg je 100 g Lebensmittel)			
Fisch und Meeresfrüchte				
Aal, gegart	14,4	14,8	1	200
Austern, frisch	91	40,5	6,2	172
Barsch, gegart	32	28	0,9	232
Barsch, Zacken-, gegart	15,3	31	0,7	230
Calamari, frittiert	343	39,1	2,8	321
Entenmuscheln, gegart	101	0	0	0
Forelle, frittiert	19	26,3	1,2	274
Froschschenkel, frittiert	11	14	0,9	89
Garnelen, gegart	320	105	1,8	270
Garnelen, Riesen-, gegrillt	107	69	0,6	230
Goldbrasse, gegart	23	29	0,6	251
Hechtdorsch, frittiert	47,7	32,5	0,7	258
Hechtdorsch, gegart	42	28,3	1	189
Jakobsmuschel, frisch	78	37	0,6	315
Kabeljau, frittiert	49,6	26,8	1,2	223
Lachs, Konserve	66,4	29,8	1,3	285
Languste, gegart	58	34,3	0,7	224

Lebensmittel	Kalzium	Magnesium	Eisen	Phosphor
	(mg je 100 g Lebensmittel)			
Fisch und Meeresfrüchte				
Meeraal, frittiert	24,2	29,4	1	247
Meerbarbe, frittiert	24	31,2	0,8	276
Miesmuscheln, gegart	197	25	13,5	331
Petersfisch, frittiert	41,6	32,3	0,79	234
Petersfisch, gegart	36	30,3	0,7	242
Rochen, frittiert	19,4	23,2	1,2	238
Sardellen, eingelegt	18	41	4,9	340
Sardinen, Dose	95	41,3	4	382
Sardinen, frittiert	51	45,8	4,5	635
Scholle, frittiert	95	22	1,1	241
Seehecht, frittiert	19,6	28	0,8	218
Seehecht, gegart	15,9	26,7	0,6	218
Seespinne, gegart	29,4	47,9	1,3	350
Seeteufel, gegart	21,3	20,9	0,3	189
Seezunge, frittiert	93	25	1,1	232
Steinbutt, gegart	14,3	28,7	0,6	210
Thunfisch, Konserve	21	29	1,6	325
Venusmuscheln, gegart	197	25	13,5	331
Wolfsbarsch, gegart	46,9	26,9	0,7	220

Lebensmittel	Kalzium	Magnesium	Eisen	Phosphor
	(mg je 100 g Lebensmittel)			
Schweinefleisch				
Keule, gebraten	5,2	22,6	1,7	363
Kotelett, mittelfett, frittiert	7,8	12,3	1,8	163
Leber, gebacken	13,5	21	20,1	391
Lende, frittiert, mager	7,3	112	2,8	195

Lebensmittel	Kalzium	Magnesium	Eisen	Phosphor
	(mg je 100 g Lebensmittel)			
Schweinefleisch				
Lende, gebacken, fett	7,1	20,3	1,9	180
Lende, gebraten, fett	9,8	20	3,3	211
Lende, gebraten, mager	5,3	24,3	3,5	225
Lende, geschmort, mager	7,2	21,3	2,6	188
Schinken, gekocht	12,7	17,4	2,5	192
Schinken, Serrano	11,2	15,7	2,3	164
Schmalz	0,7	0,8	1,1	0,21

Lebensmittel	Kalzium	Magnesium	Eisen	Phosphor
	(mg je 100 g Lebensmittel)			
Lammfleisch				
Herz, frisch	7	21	3,6	175
Hirn, gekocht	10,8	17,8	2,2	339
Keule, gebraten	8,3	18	3,1	223
Kotelett, fett, gebraten	13,2	19,1	2,3	185
Kotelett, fett, geschmort	13,5	19,8	2,8	195
Kotelett, mager, frittiert	11,3	23	3,1	224
Kotelett, mager, gebraten	22,1	31,6	2,8	247
Kotelett, mager, geschmort	20,9	30	2,5	239
Leber, gekocht	10,5	19	13	410
Niere, frittiert	16,6	6,7	14,5	433
Schulter, geschmort	50	26,6	6,8	220
Zunge, geschmort	11,4	13,2	3,4	196

Lebensmittel	Kalzium	Magnesium	Eisen	Phosphor
	(mg je 100 g Lebensmittel)			
Kalbfleisch				
Filet, gebraten	14,3	27,6	2,5	355
Filetsteak, gebacken	7,9	31	2,06	265
Filetsteak, gebraten	12,1	30	3,3	252
Hirn, gekocht	13	13,3	2	340
Kotelett, frittiert	11,5	21,5	2,8	283
Kutteln, gekocht	12,4	7,9	1,6	132
Leber, gebacken	9,3	23,8	19	480
Leber, gekocht	9,3	20,1	12	350
Niere, gebacken	10,4	14,2	12,2	203
Niere, gekocht	10,4	16,4	8,3	192
Zunge, geschmort	16	12	2,5	172

Lebensmittel	Kalzium	Magnesium	Eisen	Phosphor
	(mg je 100 g Lebensmittel)			
Rindfleisch				
Beefsteak, gebacken	5,2	24,8	6	257
Leber, gebacken	8,8	23	9,8	512
Zunge, gekocht	21	26,2	3	206

Anhang 2: Krebserregende Chemikalien

Der folgende Text ist eine Übersetzung des Originalartikels aus der Zeitschrift *NPQ (Noticias para Químicos)* von März 1990. Er behandelt krebserregende Stoffe, deren Handhabung im chemischen Bereich als Berufsrisiko gilt.

Chemische Karzinogene
Von Domènec Turuguet

1. Einleitung

Von den zahlreichen Substanzen, die in der chemischen Industrie vorkommen, anfallen oder in chemischen Labors eingesetzt werden, weisen einige erwiesenermaßen krebserregende Eigenschaften auf. Sie werden im Folgenden als chemische Karzinogene (Kanzerogene) bezeichnet.

Was ist ein chemisches Karzinogen? Es wird definiert als ein Stoff, der bei Menschen, die ihm beständig oder auch nur zeitlich begrenzt ausgesetzt sind, das Auftreten einer seltenen Krebsart oder eine signifikant erhöhte Rate verbreiteter Krebsarten auslösen kann.

Seit der Arbeit von Sir Alexander Pott über Hodenkrebs bei Londoner Rauchfangkehrern im 18. Jahrhundert wurde eine Vielzahl anderer Stoffe mit unerwünschten Wirkungen beschrieben.

Woran lässt sich zeigen, ob eine Substanz krebserregend ist?

Zunächst durch epidemiologische Studien, in denen Personen, die dem verdächtigen Erreger ausgesetzt sind, mit Personengruppen gleichen Alters und Geschlechts ohne diese Exposition verglichen werden. So kann nachgewiesen werden, dass die Krebshäufigkeit unter ersteren statistisch höher ist als in der zweiten Gruppe.

Auch tierexperimentelle Studien (mit Mäusen, Ratten etc.) zeigen – bei ausreichender Zahl von Versuchstieren – Ergebnisse, die die Karzinogenität bestimmter untersuchter Verbindungen bestätigen können. Allerdings bestehen hier Zweifel, was die Übertragbarkeit der Ergebnisse auf den Menschen betrifft. Die IARC (International Agency for Research on Cancer) argumentiert jedoch, dass eine Substanz, die sich bei Versuchstieren als krebserregend erwiesen hat, als ebenfalls gefährlich für den Menschen eingestuft werden sollte.

2. *Karzinogene Substanzen*

Heute weiß man, dass einige Substanzen mit Sicherheit beim Menschen Krebs auslösen. Diese werden von der IARC als Gruppe 1 klassifiziert, zusammen mit jenen, die im Rahmen bestimmter Beschäftigungen auftreten, ohne dass man den tatsächlichen Auslöser kennt. Es erscheint uns lohnend, sie im Folgenden aufzuzählen.

Nachweislich krebserzeugend beim Menschen:

- Aflatoxine
- Asbest
- 4-Aminodiphenyl
- Analgetika, die Phenacetin enthalten
- Kombinierte orale Kontrazeptiva (hier ist auch ein schützender Effekt gegen Eierstock- und Gebärmutterschleimhautkrebs bestätigt)
- Sequenzielle orale Kontrazeptiva
- Arsen und seine Verbindungen
- Benzol
- Benzidin
- Betelnuss-Kautabak
- NNbis(2-chlorethyl)-2-naphthylamin
- Chlormethylether und (Chlormethyl)methylether
- Cyclophosphamid
- Chlorambucil

- Semustin (Methyl-Chlorethyl-Cyclohexyl-Nitroso-Urea, MeCCNU)
- Vinylchlorid
- Hexavalentes Chrom (vor allem unlösliche Verchromungen)
- Diethylstilbestrol
- Busulfan aus 1,4-Butanodiol (Myleran)
- Erionit
- Östrogene zur Hormonersatztherapie
- Östrogene (Steroide)
- Möbelherstellung
- Schuhherstellung und Gerberei
- Herstellung von Auramin und Magenta (Farbstoffe)
- Eisen- und Stahlgießerei
- Senfgas
- Kohlevergasung
- Ruß
- Gummiverarbeitung
- Melphalan (Arzneistoff)
- -8-Methoxypsoralen (Methoxsalen) plus UV-Strahlung
- Hämatit-Abbau unter Tag mit Radonexposition
- MOPP (Kombinationstherapie mit Senf-N-oxid, Vincristin (Oncovin), Procarbazin und Prednison sowie anderen chemotherapeutisch wirksamen Substanzen, die mit Alkylanzien kombiniert werden)
- 2-Naphthylamin
- Nickel und Nickelverbindungen (vor allem Nickelsulfat)
- Schieferöl
- Mineralöle, unbehandelt oder kaum behandelt
- Koks-Produktion
- Teer
- Tabak, Rauchen sowie Kontakt mit Rauchwaren
- Faserhaltiges Talkum
- Treosulfan

Diese Liste weist einige Substanzen aus, die ausschließlich therapeutisch verwendet werden, aber auch solche, die in der chemischen Industrie äußerst häufig sind, wie Benzol, Vinylchlorid, Nickel und Nickelverbindungen, um nur einige zu nennen. Für all diese Substanzen ist die krebserregende Wirkung beim Menschen epidemiologisch nachgewiesen.

Die folgende Gruppe umfasst jene Substanzen, die die IARC als wahrscheinlich krebserregend für den Menschen einstuft. Hier sind die epidemiologischen Studien nicht völlig aussagekräftig, die Ergebnisse der tierexperimentellen Studien jedoch schon. Auch in dieser Gruppe scheinen Pharmazeutika und andere Substanzen auf, die nur in kleinen Mengen verwendet werden. Daher beschränken wir uns im Folgenden auf Stoffe, die für die chemische Industrie relevant sind.

Wahrscheinlich krebserzeugend beim Menschen
(nur Stoffe mit chemischer Relevanz):

- Acrylnitril
- Beryllium und Berylliumverbindungen
- Vinylbromid
- Kadmium und Kadmiumverbindungen
- Dimethylcarbamolchlorid
- Benzidin-Farbstoffe
- Kreosote (Teeröle)
- Äthylendibromid (Bromoform)
- Polychlorbiphenyl
- Epichlorhydrin
- Formaldehyd
- 4,4´-Methylen-bis(2-chloranilin) (MOCA)
- Dimethylnitrosamin
- Äthylenoxid
- Propylenoxid
- Siliziumplatten

- Diethylsulfat
- Dimethylsulfat
- Tris(2,3-dibrompropyl)-phosphat

Zur Gruppe 2B schließlich werden zahlreiche Substanzen gezählt, die beim Menschen möglicherweise krebserregend wirken, deren Wirkung aber bisher nicht mit Sicherheit bestätigt ist. In dieser Gruppe finden sich auch die meisten Stoffe, die in der chemischen Industrie verwendet werden. Die (aufgrund ihrer Häufigkeit oder Menge) wichtigsten werden in der Folge genannt.

Möglicherweise krebserzeugend beim Menschen (nur Stoffe mit chemischer Relevanz):

- Acetaldehyd
- Acetamid
- Acrylamid
- Acrylsäureethylester (Ethylacrylat)
- p-Aminoazobenzol (Anilingelb)
- Amitrol
- o-Anisidin
- Bitumen
- 1,3-Butadien
- Chlordecone
- Chlorphenole
- Chlorophenoxyherbizide
- Chloroform
- p-Chlor-o-toluidin
- 1,2-Dibromo-3-Chloropropan
- o-Dichlorbenzol
- Dichlormethan
- Polybromierte Biphenyle
- o-Tolidin (3,3-Dimethylbenzidin)
- 1,4-Dioxan
- Styren

- Glycerinaldehyd
- Hexachlorbenzol
- Hexychlorhexan
- Hydrazin
- Kohlschwarz, Extrakte
- Nitrosamine (allgemein)
- Beta-Propiolacton
- Tetrachlorethen
- Thioacetamid
- Thioharnstoff
- Toluoldiisocyanat
- o-Toluidin
- Urethan

Die Kriterien, nach denen die IARC die Klassifikation vorgenommen hat, sind wie folgt (und teils bereits erwähnt):

Alle Verbindungen und Beschäftigungen aus Gruppe I sind mit Sicherheit als krebserregend für den Menschen einzustufen. Bei Gruppe 2A besteht begrenzte Sicherheit, was die Karzinogenität für den Menschen betrifft, und ein ausreichender Nachweis im Tierversuch; für die Stoffe in Gruppe 2B ist die krebserregende Wirkung für den Menschen begrenzt nachgewiesen oder es gibt keine ausreichenden Daten, doch es besteht ausreichende oder begrenzte Sicherheit im Tierversuch. Es kommt vor, dass eine klassifizierte Substanz aufgrund kurzfristiger Studiendaten, wie sie Alicia Huici in dieser Ausgabe von *NPQ* bespricht, zu einer anderen Gruppe gezählt wird. (…)

Die folgenden Absätze sind der Zeitschrift *Información Terapéutica* (Therapeutische Informationen), Heft 16, Nr. 2 (1992), des Spanischen Nationalen Gesundheitssystems entnommen. Sie könnten für all jene Frauen im Wechsel von Interesse sein, denen eine Hormonersatztherapie zur Vermeidung oder Behandlung einer Osteoporose nahegelegt wurde. Die Abkürzung HET steht in der Folge für Hormonersatztherapie, und Sie werden auch den Begriff »Hyperplasie« finden, der so viel bedeutet wie »abnorme Vervielfältigung von Gewebezellen«, also Krebs.

(…) Epidemiologische Studien haben erwiesen, dass das Risiko für Gebärmutterschleimhautkrebs durch die Anwendung exogener Östrogene um das Zwei- bis Dreifache steigt. Dieses Risiko erhöht sich weiter mit zunehmender Behandlungsdauer und der Höhe der Dosis. (…)

(…) Aus Gründen der Vorsicht ist bei jeder Frau, die sich einer solchen Behandlung unterzieht, eine Brustuntersuchung durchzuführen. (…)

(…) Bei vielen weiteren Erkrankungen, die bis vor Kurzem zumindest als relative Gegenanzeigen galten, wie zum Beispiel bestimmte Fettstoffwechselstörungen, Diabetes, starker Bluthochdruck, Vorstufen des Herzinfarkts, starke Adipositas, Rauchen, Myome etc., ist immer Risiko gegen Nutzen abzuwägen und stets eine angemessene Behandlung und die passende Verabreichung anzustreben.

Gegenanzeigen bei der Hormonersatztherapie (HET)

1. Verdacht auf oder Vorliegen von Östrogen produzierenden Tumoren
2. Akute oder chronische Lebererkrankungen
3. Vorangegangener idiopathischer Schwangerschaftsikterus (Gelbsucht) oder Pruritus (Juckreiz)
4. Porphyrie (Stoffwechselstörung)
5. Rezente Embolie

Durchführung der HET

Unbedingt notwendig sind die Anamnese und Untersuchung der Patientin vor Beginn der Therapie. Dazu muss eine vollständige körperliche Untersuchung inklusive Krankheitsgeschichte und Familienanamnese durchgeführt werden. Besondere Aufmerksamkeit ist dem Blutdruck, dem Körpergewicht, dem Gesamtcholesterin, Transaminase- und Harnsäurewerten zu schenken sowie den Ergebnissen von Becken-, Unterbauch- und Brustuntersuchung sowie Krebsabstrich. Auch eine Basis-Mammografie vor Behandlungsbeginn ist sinnvoll, um eine subklinische Krebserkrankung auszuschließen.

Zahlreiche weitere Untersuchungen sind diskutiert worden, doch sie sind nur bei problematischen Patientinnen und zur Abklärung unsicherer Ergebnisse anzuraten. Eine histologische Untersuchung der Gebärmutterschleimhaut etwa wäre angezeigt, wenn eine bestehende Pathologie in diesem Bereich nicht ausgeschlossen werden kann.

Die Patientin wird ausführlich und vollständig über Risiken und mögliche Komplikationen der HET informiert

Ab Behandlungsbeginn sind alle sechs Monate Blutdruck, Unterleib und Brust zu untersuchen, Auffälligkeiten werden dokumentiert. Die Untersuchungen, die vor Beginn der Behandlung durchgeführt wurden, sind jährlich zu wiederholen, die Mammografie fallabhängig nur alle zwei Jahre. Nur bei Unregelmäßigkeiten ist eine Echografie durchzuführen, und bei Patientinnen, bei denen die Gebärmutterschleimhaut fünf Millimeter oder mehr misst, eine histologische Untersuchung durch Gewebeentnahme. Bei Patientinnen, deren Gebärmutter nicht entfernt wurde und die reine Östrogene nehmen, ist die Histologie jährlich zu untersuchen. (…)

Zum oben Gesagten zitiere ich im Folgenden eine Seite aus der Zeitschrift *Madrid Médico.*

Die zyklische Östrogengabe mit Zusatz von Gestagenen senkt das Risiko für östrogenabhängige Tumoren

Was umfasst die Untersuchung, die vor Verabreichung hormoneller Therapien durchzuführen ist?

Vor der Hormonersatztherapie (HET) braucht es eine umfassende Blutanalyse. Untersucht werden Blutfettwerte, Leberwerte und die Blutgerinnung (Antithrombin III) sowie der Hormonstatus der Patientin in der Menopause, außerdem Hydroxyprolin-Kreatinin- und Kalzium-Kreatinin-Quotient, Blutkalzium, Osteokalzin, alkalische Phosphatase sowie weitere Marker, die die Knochenmasse bestimmen und damit die Geschwindigkeit des Knochenabbaus anzeigen. Dazu kommen eine Untersuchung von Brust und Gebärmutterschleimhaut sowie die einschlägige genitale Untersuchung.

Ist dies abgeschlossen und sind keine Gegenanzeigen aufgetreten, kann die Patientin sich einer Hormonersatztherapie unterziehen, wobei diese stets individuell abgestimmt sein muss.

Welche Gegenanzeigen für die HET gibt es?

Man unterscheidet zwischen absoluten und relativen Kontraindikationen. Zu den absoluten Gegenanzeigen gehören: Östrogenabhängige Tumoren, Embolie-Neigung oder vergangene Embolien, schwere Lebererkrankungen, Porphyrie und bösartige Melanome.

Relative Kontraindikationen sind: Schwere Adipositas, starke oder vererbte Hyperlipidämien (erhöhte Blutfettwerte), schwerer Diabetes, starker Bluthochdruck sowie Herz- und Nierenerkrankungen.

Literaturhinweise

Lehninger, *Biochemie*. Springer Verlag 2001
Stryer, *Biochemie*. Springer Verlag
R. Montgomery/R. L. Dyer, *Biochemistry*.
K. Jungermann/H. Möhler, *Biochemie*. Springer Verlag 1984
David E. Metzler, *Biochemistry*. Academic Press
Harper, *Medizinische Biochemie*. Springer Verlag
Clark T. Sawin, The Hormones. *Endocrine Physiology*. Little, Brown & Company 1969

Über die Autorin

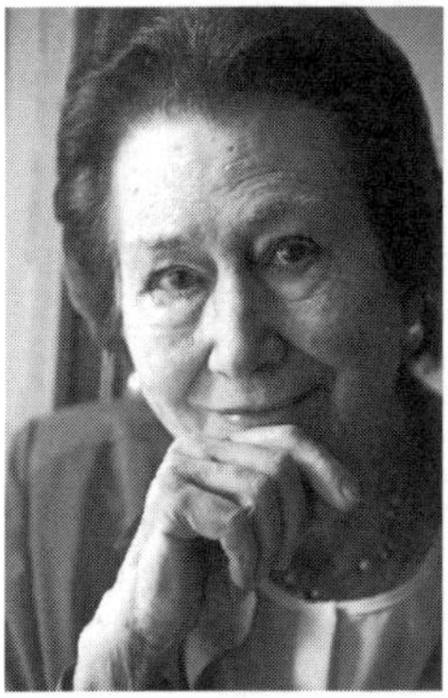

Ana Maria Lajusticia Bergasa, geboren 1924 in Bilbao (Spanien), Chemikerin und Ernährungswissenschaftlerin. Nach dem Chemie-Studium an der Universidad Complutense in Madrid hat sie sich mit Landwirtschaft und Tierernährung beschäftigt und in Fachzeitschriften publiziert. Seit mehr als vierzig Jahren widmet sie sich der Ernährungswissenschaft auf Basis von Biochemie und Molekularbiologie, sie hat an zahlreichen internationalen Kongressen teilgenommen. Einige Jahre studierte sie Diätetik und die Anwendung von Heilkräutern in der Medizin. Aufgrund ihrer schweren Arthrose-Erkrankung fing sie an, sich eingehend mit der Wirkung von Magnesium zu befassen. Es gelang ihr, ihre von den Ärzten als unheilbar diagnostizierte Erkrankung durch Magnesiumeinnahme weitgehend zu überwinden. Sie spezialisierte sich danach auf die Erforschung ernährungsbedingter Mangelerscheinungen.

Ana Maria Lajusticia Bergasa ist Autorin zahlreicher Gesundheitsbücher, darunter *»Die erstaunliche Wirkung von Magnesium«* und *»Kampf der Arthrose«* (Ennsthaler Verlag).

Nähere Informationen über die Autorin:
www.elblogdeanamarialajusticia.com
www.anamarialajusticia.com

WEITERS ERSCHIENEN

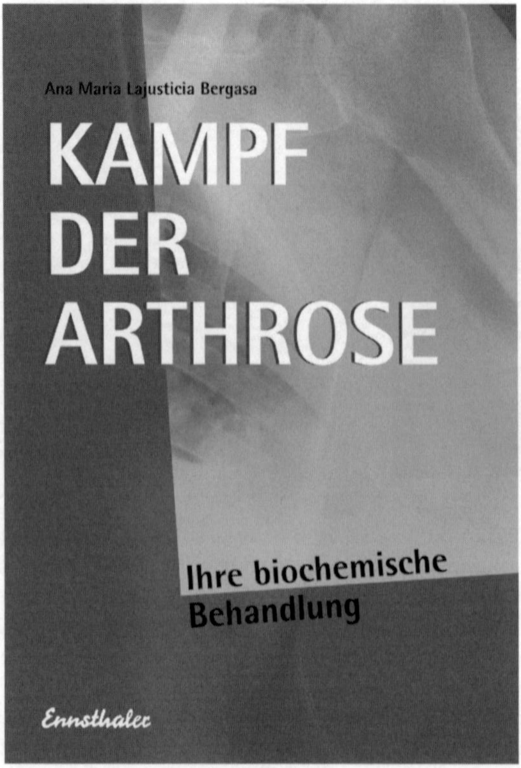

Ana Maria Lajusticia Bergasa
Kampf der Arthrose
Ihre biochemische Behandlung
96 Seiten, Broschur, Format: 14,8 x 21 cm
ISBN 978-3-85068-139-1

ENNSTHALER VERLAG STEYR

WEITERS ERSCHIENEN

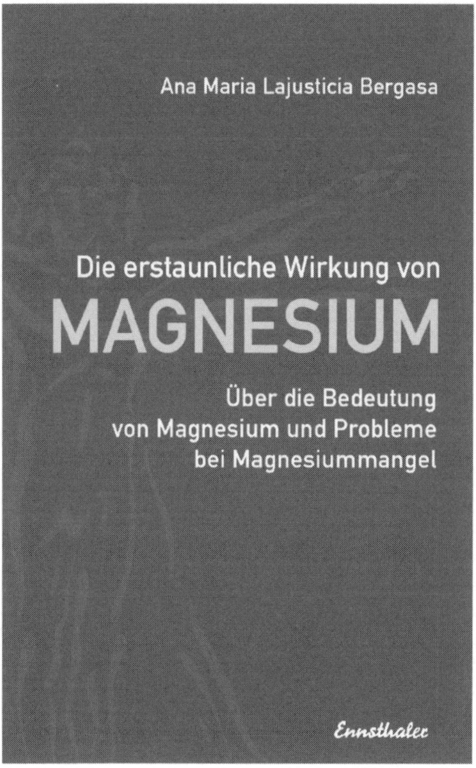

Ana Maria Lajusticia Bergasa
Die erstaunliche Wirkung von Magnesium
Über die Bedeutung von Magnesium und Probleme
bei Magnesiummangel
112 Seiten, Broschur, Format: 13,5 x 21 cm
ISBN 978-3-85068-324-1

ENNSTHALER VERLAG STEYR